T0206325

Anneke Drewel
Theo Hazelhof

Methodisch begeleiden van ouderen met gedragsproblemen

Anneke Drewel
Theo Hazelhof

Methodisch begeleiden van ouderen met gedragsproblemen

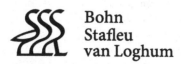

Bohn
Stafleu
van Loghum

Houten, 2016

Eerste druk, Elsevier/De Tijdstroom, Maarssen 1998
Eerste druk, tweede oplage, Elsevier gezondheidszorg, Maarssen 2002
Eerste druk, derde oplage, Reed Business, Amsterdam 2009
Vierde (ongewijzigde) druk, Bohn Stafleu van Loghum, Houten 2016

ISBN 978-90-368-1305-1   ISBN 978-90-368-1306-8 (eBook)
DOI 10.1007/978-90-368-1306-8

Samensteller(s) en uitgever zijn zich volledig bewust van hun taak een betrouwbare uitgave
te verzorgen. Niettemin kunnen zij geen aansprakelijkheid aanvaarden voor drukfouten en
andere onjuistheden die eventueel in deze uitgave voorkomen.

NUR 870
Omslagontwerp en typografie: Twin Design bv, Culemborg
Tekeningen: Konijnen kunnen springen! Breda

Bohn Stafleu van Loghum
Het Spoor 2
Postbus 246
3990 GA Houten

www.bsl.nl

Voorwoord

Voor je ligt het boek *Methodisch begeleiden van ouderen met gedragsproblemen*. Dit boek is een poging om verzorgenden (en hieronder verstaan wij iedereen die ouderen verzorgt, professioneel, vrijwillig of in familieverband) een handvat te bieden bij het begeleiden van ouderen die problematisch gedrag vertonen. We kiezen hierbij twee uitgangspunten.

Op de eerste plaats kun je de omgang met ouderen verbeteren door het inzicht van verzorgenden in ziektebeelden en situaties die leiden tot problematisch gedrag te vergroten.

Dat is ook de bedoeling van dit boek. Tijdens ons werk stuitten wij echter op een tweede invalshoek, namelijk: hoe ga je systematisch om met gedragsproblematiek? Al snel bleek dat verzorgenden wel in staat zijn om verworven kennis toe te passen, maar dat dit vaak bleef steken op individueel niveau. Het toepassen van de kennis in teamverband lijdt nog vaak schade, doordat veel verzorgenden (nog) niet getraind zijn in het methodisch werken en het voeren van teambesprekingen. Dit boek wil een handreiking zijn in het methodisch omgaan met gedragsproblemen, door stapsgewijs aan te geven wat belangrijk is in elke stap van het methodisch werken met probleemgedragingen.

In dit voorwoord past een woord van dank. Op de eerste plaats willen wij Corrie van Egten bedanken voor haar kritische opmerkingen over de tekst. Ook bedanken wij alle verzorgenden van de verzorgingscentra Bezuidenhout en Houthaghe te Den Haag, die model gestaan hebben voor dit boek. Doordat zij enthousiast meetrainden in het methodisch werken, stelden zij ons in staat het voeren van bewonersbesprekingen kritisch te bekijken en onze gedachtegang voor dit boek op te bouwen. Een laatste woord van dank gaat uit naar onze partners Lidwien en Hans, die ons weer een hele tijd moesten missen.

Inhoud

Module 2
Omgaan met psychische stoornissen bij ouderen

Inleiding

Dit boek is totstandgekomen door onze ervaringen met het trainen en begeleiden van verzorgenden in het omgaan met ouderen die problematisch gedrag vertonen. Met 'problematisch gedrag' bedoelen wij: gedragingen van ouderen die door verzorgenden en/of de oudere zelf als hinderlijk/moeilijk worden ervaren. De gedragingen leiden tot een gevoel van onbehagen, angst en/of machteloosheid bij beide partijen. Door en tijdens het ervaren van probleemgedrag wordt de relatie met de omgeving verstoord.
Problematisch gedrag kan veroorzaakt worden door een psychiatrisch ziektebeeld of door de interactie van de oudere met zijn omgeving of door een combinatie van beide.

In ons boek bekijken we twee kanten van de zaak. Enerzijds gedrag dat veroorzaakt wordt door een psychische ziekte en dat eventueel versterkt kan worden door de verkeerde reactie van de omgeving (module 2) en anderzijds gedrag dat veroorzaakt wordt door een verkeerde manier van omgaan met elkaar en dat eventueel aangemerkt wordt als psychisch gestoord gedrag (module 3). De grens tussen beide soorten gedragingen is echter niet scherp te trekken.

Tegelijkertijd merkten wij dat veel verzorgenden weinig inzicht hebben in de effecten van het eigen gedrag op het gedrag van de oudere. Dit is eigenlijk wel logisch, omdat verzorgenden in hun opleiding weinig stof aangeboden krijgen met betrekking tot het omgaan met gedragsproblemen. Ook hebben zij vaak weinig stof gehad over methodisch werken. Tegelijkertijd zien we dat verzorgenden steeds meer ouderen moeten verzorgen die problematisch gedrag vertonen.

Voor je ligt een boek dat tracht een aanvulling te zijn op bovengenoemde tekorten. Wij willen verzorgenden handvatten aanreiken om op een gestructureerde manier om te gaan met ouderen die moeilijk gedrag vertonen. Het boek gaat uit van de volgende driedeling. Om omgaan met moeilijk gedrag te vergemakkelijken moet je:

a   kennis en inzicht hebben van de wijze waarop ouderen het ouder worden en het (eventuele) ziek zijn beleven;
b   weten wat het effect van je eigen handelen is/kan zijn op het gedrag van de ander;
c   weten hoe je in teamverband op een methodische wijze samen het gedrag kunt beïnvloeden.

Het boek is daarom als volgt opgebouwd. We starten met een hoofdstuk over belevingspsychologie; hierin leer je hoe ouderen oud worden en het eventueel krijgen van gebreken en/of ziekten beleven en hoe ze trachten ermee om te gaan. Hierna wordt in hoofdstuk 2 uitgelegd hoe je met beloning gedrag kunt (trachten te) veranderen. In hoofdstuk 3 leggen we uit hoe methodisch werken in zijn werk gaat en combineren dat met het belonen van gedrag. Deze drie hoofdstukken vormen de basis van het boek (module 1). Hierna volgen in module 2 hoofdstukken die de verschillende psychiatrische ziektebeelden waaraan ouderen kunnen lijden uiteenzetten. In deze hoofdstukken gaan we steeds als volgt te werk. Eerst wordt een uitleg over het ziektebeeld gegeven, hierna schetsen wij de gevoelens die ouderen die lijden aan de beschreven ziekte kunnen oproepen bij verzorgenden. Vervolgens beschrijven we de meest voorkomende valkuilen die gemaakt worden in de omgang met deze ouderen en ten slotte beschrijven we hoe je op methodische wijze (door gebruik te maken van het zevenstappenplan) kunt leren omgaan met het gedrag van de oudere.
In module 3 beschrijven we probleemgedrag dat totstandkomt ten gevolge van de omgang met de oudere; in deze module zijn de hoofdstukken op dezelfde wijze ingedeeld als in module 2. Hierna zijn een aantal bijlagen toegevoegd die het werken kunnen vergemakkelijken. Aan het eind van dit boek is een aantal oefencasussen toegevoegd. Er zijn twee casussen uitgewerkt als voorbeeld en de rest kan gebruikt worden als oefenmateriaal.

Voor de duidelijkheid is ervoor gekozen de hoofdstukken die gaan over problematisch gedrag te verrijken met voorbeelden. In deze voorbeelden zijn de stappen die je kunt nemen in het methodisch werken op praktische wijze toegelicht. De bijlagen achter in het boek kunnen dienen ter ondersteuning van het methodisch werken.

Rest ons om je veel succes te wensen met het praktisch toepassen van je kennis en vaardigheid, zowel in het oefenen met de casuïstiek als in je eigen werksituatie.

Anneke Drewel
Theo Hazelhof   zomer 1998

Inleiding

1

Ouder worden en ziek zijn: thema's uit de belevingspsychologie

Inleiding

In dit hoofdstuk wordt een beschrijving gegeven van de wijze waarop mensen het ouder worden kunnen beleven. We doen dit aan de hand van de belevingspsychologie. We zetten eerst uiteen hoe mensen het ouder worden beleven aan de hand van de hechtingstheorie, die zegt dat wij gebeurtenissen sneller waarnemen als die gebeurtenissen invloed uitoefenen op dingen waaraan wij gehecht zijn. Doordat we aan bepaalde zaken en/of personen zijn gehecht, worden sommige gebeurtenissen die daarmee te maken hebben voor ons *Belangrijke Levensgebeurtenissen* (BLEG's). Vervolgens kijken we naar de BLEG's van ouderen. Veel van de BLEG's die ouderen doormaken hebben te maken met het feit dat men ouder wordt en minder reservekrachten overhoudt. We kijken naar de manier waarop men omgaat met de stress die deze achteruitgang met zich meebrengt. Het omgaan met de achteruitgang blijkt een aanpassingsproces te zijn waarin het noodzakelijk is het streefniveau te verlagen, wil men tevreden blijven. Vervolgens kijken we naar de manier waarop ouderen omgaan met het psychisch ziek zijn. Psychisch ziek zijn leidt tot aanpassing en rouw, en tot een grote gevoeligheid voor stress; deze stress kan weer tot gevolg hebben dat men decompenseert.

1.1   Hoe beleven mensen het ouder worden?

Heel lang hebben psychologen en psychiaters gedacht dat mensen na het bereiken van hun volwassenheid geen geestelijke groei meer doormaken. De geestelijke groei van onvolwassenen werd ingedeeld in fasen, zoals de koppigheidsfase bij kinderen en de puberteit bij tieners. Later werden er ook fasen onderscheiden in het volwassen leven, bijvoorbeeld de midlifecrisis en de menopauze. Nadien heeft men deze benaderingswijze echter losgelaten. De psychologie richtte zich steeds meer op de gehele levenscyclus van de mens en bestudeerde de levensloop aan de hand van de beleving van de mens zelf. Dit werd de zogenaamde 'levenslooppsychologie'. Omdat deze uitgaat van de beleving van de mens wordt ze ook wel 'belevingspsychologie' genoemd.

1.1.1 Hoe beleven mensen hun leven?

Om deze vraag te beantwoorden moeten we terug naar het kind. Als baby hechten wij aan onze ouders/verzorgers omdat deze de tekorten die wij ervaren (bijvoorbeeld kou, honger, dorst) opheffen en ons liefde geven. Hier zou je al kunnen zeggen: de verzorgende aan wie het kind gehecht is vormt een aandachtspunt in de beleving van het kind. Later hecht het kind zich ook aan andere mensen (grootouders, ooms en tantes) en activiteiten. De zaken waar je als kind (en ook later) aan hecht, vormen aandachtspunten waar je speciaal op let. Deze 'hechtingen' bepalen dus wat je het eerst waarneemt in de buitenwereld.

> Jantje heeft in zijn vroege jeugd samen met zijn vader vogels gehouden. Als hij gaat wandelen, ziet hij in bos en park als eerste de vogels en hij noemt hun namen. Ook op vakantie in het buitenland brengt hij veel tijd door met het in kaart brengen van de vogels die er rondvliegen. Op weg naar school komt hij langs een winkelcentrum en passeert hij veel speelgoedwinkels. Maar in een winkel die wat verder van de straat gelegen is hoort hij steeds een kanarie zingen; sindsdien spaart hij voor de aanschaf van dit vogeltje.

1.1.2 Belangrijke levensgebeurtenissen (BLEG's)

We letten dus meer op de dingen en activiteiten waaraan we gehecht zijn. Onze aandacht gaat er automatisch naar uit.

Daarom worden sommige gebeurtenissen in ons leven 'belangrijke levensgebeurtenissen', ook wel BLEG's genoemd. Die gebeurtenissen hebben invloed op de zaken waaraan wij gehecht zijn. In het algemeen zijn er twee soorten BLEG's te onderscheiden:

- BLEG's die voor ons allemaal belangrijk zijn, zoals geboorte, dood, huwelijk, het krijgen van kinderen;
- BLEG's die wel voor ons als individu belangrijk zijn, maar niet voor anderen. (Dit kan alles zijn wat maar met je eigen belangen te maken heeft.)

Een voorbeeld illustreert dit onderscheid:

> Jan en Tineke zijn onlangs getrouwd; het was een erg belangrijke dag in hun leven. Na verloop van tijd krijgen zij kinderen; beiden zijn erg blij met hun kroost. Enige tijd later wint Jans hazewindhond twee keer een wedloop, Jan is in zijn nopjes en praat over niets anders. Dit ontlokt zijn familie de reactie: 'Toen je kinderen geboren werden was je niet zo luidruchtig, die honden zijn toch niet belangrijker dan je kinderen?'.

Belangrijke levensgebeurtenissen brengen een verandering in je leven. Daardoor leveren BLEG's ook vaak stress op.

> Je bent twee jaar gehuwd en krijgt je eerste kind. Tijdens de zwangerschap heb je samen met je partner vaak gepraat over hoe het zou zijn als het kind er is. Nu de baby geboren is kun je je geluk niet op. Maar je merkt dat je hele leven verandert: je kunt niet meer gedachteloos het huis verlaten om bijvoorbeeld uit te gaan. Steeds is er de verantwoording voor de baby. Het huilen van het kind 's nachts levert spanningen op voor jou en je partner. Je partner besteedt minder aandacht aan jou. Het kind moet immers ook verzorgd worden. Naast de vreugde voel je je ook wel een beetje ongelukkig. Je hele leven is omgegooid en de dingen die je leuk vond moet je nu op een andere manier gaan invullen.

Als er iets verandert, moet je je daaraan aanpassen. Direct na de verandering zul je echter nog vaak 'tekortschieten': je gedraagt je nog alsof de verandering niet heeft plaatsgevonden. Wanneer er iemand is overleden of je verkering is uit, gedraag je je de eerste tijd nog steeds alsof die ander nog bij je is. Je oude vertrouwde gedrag te moeten aanpassen kost moeite. Je wordt je plotseling bewust van wat je doet en moet je gedrag gaan aanpassen. Deze moeite noemen we 'stress'.

De BLEG's die voor het individu belangrijk zijn kunnen we onderverdelen in BLEG's waaraan wél iets te doen is (bijvoorbeeld je auto is stuk) en BLEG's waaraan niets te doen is (iemand overlijdt).

Omgaan met BLEG's (en de bijbehorende stress) kan op twee manieren:
- je doet iets: je probeert je aan te passen of de gevolgen van de verandering teniet te doen (we noemen dit ook wel 'instrumentele coping'); of
- je kunt niets doen en je reageert emotioneel op de BLEG, bijvoorbeeld huilen en rouwen als iemand overlijdt of juichen als je een miljoen gewonnen hebt ('emotionele coping'). Tegelijkertijd moet je anders leren denken en bewegen, zoals over de inrichting van je leven zonder de overledene of met het gewonnen geld.

Je manier van omgaan met BLEG's wordt ook beïnvloed door de BLEG's die je eerder bent tegengekomen en door de wijze waarop je daar toen op hebt gereageerd. Als je steeds je geliefde verliest omdat hij ervandoor gaat, ben je geneigd om bij een volgende relatie te denken dat hij er wel weer vandoor zal gaan. Hierdoor kun je je zo krampachtig gaan gedragen dat de ander inderdaad de benen neemt.

> Mevrouw Eggink is al zesenveertig jaar gehuwd als haar man plotseling een hersen-
> bloeding krijgt. Na revalidatie is hij halfzijdig verlamd (links) en heeft hij weinig over-
> zicht over zijn situatie. Soms kan hij, in tegenstelling tot vroeger, zeer onredelijk zijn.
> Mevrouw Eggink heeft het er een hele tijd moeilijk mee, ze mist de liefde en gene-
> genheid die ze vroeger kreeg van haar man. Langzamerhand leert ze omgaan met de
> situatie en leert ze het gedrag van haar man te beïnvloeden. Zijn gedrag verbetert en
> hij wordt weer wat attenter. Plotseling overlijdt hij na een tweede hersenbloeding.
> Mevrouw Eggink is enige weken zeer terneergeslagen, maar langzamerhand vindt ze
> troost bij de gedachte dat ze 46 goede jaren hebben gehad en dat zij toch zeer goed
> met haar gehandicapte man heeft leren omgaan.

'Leren omgaan' noemen wij coping. Je kunt eigenlijk op drie manieren omgaan
met nieuwe/veranderde situaties:

a   je probeert de situatie te veranderen omdat je je weer prettig wilt voelen (bij-
    voorbeeld: je relatie loopt stuk en je probeert deze te herstellen);
b   je accepteert de nieuwe situatie en gaat eventueel rouwen of heel blij zijn (als
    iemand overlijdt ga je rouwen, win je een ton dan word je blij);
c   je legt je neer bij de nieuwe situatie door te accepteren dat je niet meer zoveel
    kan als vroeger en dan ook minder te willen (dit is wat veel ouderen (moeten)
    doen om te kunnen omgaan met de achteruitgang die bij het ouder worden hoort).

1.2   Ouderen, BLEG's, stress en coping

Bij het ouder worden veranderen de BLEG's enigszins: waren het eerst vooral eenma-
lige gebeurtenissen waaraan je je kon aanpassen, naarmate je leeftijd stijgt worden het
steeds vaker processen. Je krijgt steeds meer te maken met belangrijke levensgebeurtenissen die hun invloed heel lang en bij voortduring laten gelden. We doelen hierbij
vooral op de gevolgen van het ouder worden. Naarmate je ouder wordt nemen je
lichamelijke krachten af en het aantal ziekten neemt toe, evenals het aantal chronische handicaps. Je wordt doorlopend herinnerd aan het feit dat je ouder wordt. We
noemen dit dagelijks ervaren van de handicaps van het ouder worden 'zeurstress'.
Op oudere leeftijd loop je ook de kans meerdere ziekten tegelijk te krijgen. Het lijden aan een (ouderdoms)ziekte is natuurlijk een BLEG; iedereen is immers gehecht
aan zijn eigen lichaam, en het krijgen van een ziekte is dan ook een belangrijke
levensgebeurtenis. Het falen van het lichaam zal in vele gevallen leiden tot een
rouwreactie. Bij chronische ziekten kan deze rouwreactie zich over een langere tijd
uitstrekken en gecompliceerd worden door rouw om een andere ziekte of ouder-
domsgebrek. We zeggen daarom dat BLEG's voor ouderen niet meer een aparte
gebeurtenis zijn, maar een proces: eerst ontdekken we dat er iets faalt/misgaat met
ons lichaam, vervolgens moeten we ermee leren omgaan.

In dit licht bezien is het ouder worden een continu proces van aanpassen, en zijn
ouderen genoodzaakt hun streefniveau te verlagen willen ze op een tevreden
manier oud kunnen worden. Het verlagen van je streefniveau is een goede manier
om met het ouder worden om te kunnen gaan. Toch lukt dat niet iedereen. Er zijn
verschillende manieren om met stress om te gaan:

- Stress zoeken: iemand die geconfronteerd wordt met een handicap of frustratie probeert de stress die daarvan het gevolg is te bestrijden door voortdurend te trachten de handicap in beeld te houden en te veranderen. Vanzelfsprekend wordt de stress hier eerder groter dan kleiner van. Vaak hangt dit gedrag samen met een ontevredenheid over het leven en met de overtuiging dat er niets is dat de tevredenheid kan vergroten.
- Stress mijden: hierbij zal men proberen de stress te verminderen door de aandacht naar andere dingen te verleggen.

Meneer Degens is tot zijn vijfentachtigste steeds zeer vitaal geweest. De laatste jaren gaat het echter steeds slechter. Hij krijgt staar en blijkt ouderdomssuiker te hebben. De doorbloeding van zijn benen wordt slechter, waardoor hij het wandelen, wat hij altijd graag deed, steeds meer moet missen. Na de staaroperatie krijgt hij een bloeding in het oog, waardoor hij aan een kant nagenoeg blind raakt. Hij ervaart al deze verliezen in zo'n korte tijd als te veel. Hij verlangt terug naar zijn oude, fitte lichaam en treurt. Hij is steeds bezig anderen ervan te overtuigen dat hij zich beroerd voelt, terwijl zijn familie laconiek reageert met: 'Ja pa, je zult je moeten aanpassen, je wordt nu eenmaal ouder.'

1.3 Hoe beleven ouderen het psychisch ziek zijn?

1.3.1 Gevolgen van het psychisch ziek zijn

Dit boek handelt ook over ouderen die psychisch ziek zijn. Psychische ziekten die (ook) op latere leeftijd voorkomen zijn onder andere: depressie, manie, psychose en schizofrenie, angststoornissen en achterdocht.

Het lijden aan een psychische ziekte heeft verschillende gevolgen. Ten eerste beperkt een psychische ziekte je spankracht, dat wil zeggen dat je minder goed tegen stress kunt. Stress kan er óf toe leiden dat je weer psychisch ziek wordt óf dat je psychische toestand achteruitgaat. In de tweede plaats brengen sommige psychische ziekten cognitieve stoornissen met zich mee: zij verminderen het vermogen om de buitenwereld adequaat waar te nemen. (De cognitieve stoornissen worden bij elk hoofdstuk beschreven.) Ten derde levert de confrontatie met een psychische ziekte rouw op: je realiseert je dat je leven er nooit meer zo uit zal zien als vroeger. Het kan ook zijn dat je je niet bewust bent van het feit dat je psychisch ziek bent en dus steeds geconfronteerd wordt met mensen die je uitleggen dat je psychisch ziek bent. Op de vierde plaats kan psychisch ziek zijn betutteling en extra verzorging van partner, familie of hulpverleners tot gevolg hebben. Ten slotte kan de psychische ziekte een behandeling met medicatie noodzakelijk maken; door deze medicatie raak je vaak versuft, alsof er een deken over de waarneming ligt. Dit vermindert het contact met de buitenwereld en kan de oudere onrustig maken in zijn poging de buitenwereld weer helder waar te nemen.

1.3.2 Beleving van het psychisch ziek zijn

Hoe gaan mensen om met het feit dat ze psychisch ziek zijn?

Als eerste treedt er vaak een rouwreactie op: de eerste stap is de ontkenning – mensen kunnen lang volhouden dat er niets aan de hand is. Vervolgens ontstaat het besef dat er toch iets aan de hand is: de oudere voelt zich ongelukkig of de omgeving maakt hem erop attent dat hij zich onacceptabel gedraagt. In een volgende fase reageren mensen vaak agressief: er is woede omdat men zich beschadigd voelt. Deze woede kan geprojecteerd worden op hulpverleners en familieleden die willen helpen. Vervolgens wordt de rouw beïnvloed door het verloop van de ziekte. Slaagt men erin om de ziekte te bedwingen middels medicatie en zijn er niet te veel restverschijnselen, dan kan de persoon in kwestie zich opmaken voor een rustige oude dag waarin vaak wat extra aandacht nodig is voor het innemen van medicatie of het handhaven van een rustige daginvulling. Leidt de psychische ziekte echter tot een blijvende invalidering (bijvoorbeeld door een grote vatbaarheid voor hernieuwd psychotisch worden of een verminderd vermogen om informatie op te nemen), dan wordt de rouwreactie gecompliceerd. Het psychisch ziek worden op zich was dan een BLEG, het omgaan met de gevolgen ervan wordt een proces van continue aanpassing. Een oudere met een psychische ziekte loopt de kans steeds tegen nieuwe zaken aan te lopen waaraan hij zich moet aanpassen. Dit regelmatige aanpassen leidt tot een regelmatig opstarten van de rouw, waardoor hij tegelijkertijd met verschillende fasen van verschillende rouwprocessen bezig kan zijn. Zaken waaraan men meestal moet wennen zijn:

- Men schiet tekort in het maatschappelijk verkeer; te veel stress levert immers opnieuw een psychose op. Deze stress kan bijvoorbeeld ontstaan door een te grote druk vanuit de omgeving om het rustig aan te doen, door te veel veranderingen in korte tijd of door de druk om de medicatie in te nemen.
- Men moet leren omgaan met stress. Hoe meer stress, hoe groter de kans dat de ziekte terugkomt. Dit leidt tot een beperking in het gedrag; sommige gedragingen die veel stress opleveren (bijvoorbeeld te veel drinken of ruzie maken met je partner) kunnen gevaarlijk zijn omdat deze gedragingen de stress verhogen en daarmee de kans op terugkeer van de psychische ziekte vergroten.
- Men moet zich realiseren dat de (korte) tijd die rest een gecompliceerde tijd kan worden. Naast de afhankelijkheid die toeneemt met het ouder worden treedt er nu nog een extra afhankelijkheid op: men wordt afhankelijk van de behandelaar.
- Men moet zich realiseren dat psychisch ziek zijn ook een belasting is voor de omgang met mensen. Ging men vroeger zonder na te denken om met anderen, nu moet men alert zijn op de wijze van omgaan met anderen, zo die omgang al niet is verstoord door de ziekte waaraan men lijdt.
- Men moet leren omgaan met de frustratie van de veranderde communicatie die het gevolg is van het psychisch ziek zijn. Men is niet (goed) meer in staat om te

communiceren met anderen. Hierdoor krijgt men aandacht op een manier die men niet wil en geen aandacht op het moment dat men dat wel wil. Dit kan leiden tot extreem aandachtvragend gedrag, zeker als het besef ontstaat dat verzorgenden wel aandacht geven als men vreemd gedrag vertoont in het bijzijn van anderen (zie paragraaf 2.2 over het ritssluitingeffect).

Meneer Wellink is sinds drie maanden onder behandeling van de Riagg (Regionale instelling voor ambulante geestelijke gezondheidszorg). Na de dood van zijn vrouw en het uit huis gaan van zijn dochter ging het bergafwaarts met hem. Hij werd angstig in het lege huis en hoorde af en toe stemmen die hem zeiden dat het zijn schuld was dat zijn vrouw dood was, in de oorlog was hij immers geen held geweest. Als hij stemmen hoorde sloot hij zich op en verzorgde hij zichzelf niet meer; kwam er iemand aan de deur, dan dacht hij dat ze hem kwamen ophalen. Zijn dochter overreedde hem zich onder behandeling te stellen. Nu is hij triest gestemd, hij heeft moeite zich te concentreren en wordt door zijn buren, met wie hij altijd goed kon opschieten, betutteld. Ze verzorgen hem – zijn buurvrouw brengt eten, terwijl hij altijd zelf kookte – en praten met hem over de stemmen die hij hoort; ze zeggen dan dat hij er zich niets van aan moet trekken. Door de gesprekken met de Riagg heeft hij ontdekt dat de stemmen terugkomen als hij onder spanning staat. Hij wil dus eigenlijk liever een beetje met rust gelaten worden.

Al deze zaken hebben een grote invloed op het leven en de beleving van de oudere die kampt met een psychische ziekte. Hierboven hebben we beschreven hoe het psychisch ziek zijn het leven op twee manieren beïnvloedt: de ontdekking van de ziekte is een BLEG, later wordt het een proces om ermee te leren omgaan.

We kunnen concluderen dat het accepteren en leren omgaan met een psychische ziekte vereist dat men stressvolle bezigheden achterwege laat. Men moet het streefniveau verlagen, dat wil zeggen accepteren dat men minder kan bereiken dan voorheen. Met het verlagen van het streefniveau verandert ook het zelfbeeld. Geconfronteerd met de handicap van het psychisch ziek zijn kan het zelfbeeld een flinke knauw krijgen; men schat immers zijn capaciteiten veel lager in dan voorheen. Dit kan leiden tot een grotere afhankelijkheid van hulpverleners en tot minder opkomen voor zichzelf. Het heeft tevens tot gevolg dat men minder leuke dingen meemaakt. Dit verlaagt op zijn beurt de tevredenheid, en een lage tevredenheid leidt vaak tot apathie. Een lage tevredenheid gecombineerd met een negatief zelfbeeld kan leiden tot verzet bij pogingen van de verzorgenden om de situatie te verbeteren.

Mevrouw De Wees is op haar zeventigste weduwe geworden. Ze was altijd erg afhankelijk van haar man. Enige maanden geleden begon ze zichzelf te verwaarlozen en ze sliep slecht. Ze beleefde nergens plezier meer aan en had last van angsten. Ze durfde niet meer alleen thuis te zijn en wilde bij haar dochter in gaan wonen. Deze kon dit echter niet aan en mevrouw ging zwerven.

Op last van de rechter werd ze opgenomen in een psychiatrisch ziekenhuis, waar ze werd behandeld voor een depressie. Nadat ze opgeknapt was bleef ze erg kwetsbaar, ze kon niet tegen drukte en zag er als een berg tegenop om weer alleen te gaan wonen. Ze kreeg een kamer in een verzorgingshuis dat begeleiding ontving van het psychiatrisch ziekenhuis. Mevrouw De Wees had nog veel steun nodig; ze stelde zich nogal eens afhankelijk op en probeerde de verzorgenden alle werkzaamheden te laten overnemen. Als deze haar stimuleerden om zelf iets te doen, weigerde ze uit bed te komen. Dankzij een training vanuit het psychiatrisch ziekenhuis slaagden de verzorgenden erin haar zelfstandig te laten functioneren.

2

Omgaan met anderen: hoe beïnvloeden mensen elkaar?

Inleiding

Een belangrijk onderzoeksveld in de psychologie is de bestudering van de vraag hoe gedrag totstandkomt en hoe mensen en dieren elkaars gedrag beïnvloeden. In elke relatie beïnvloeden mensen elkaar, zowel bewust als onbewust.

In dit boek leren we hoe gedrag totstandkomt en/of verandert ten gevolge van beloning. Dit kan voor mensen (verzorgenden/familieleden) die omgaan met ouderen met probleemgedrag een hulpmiddel zijn om de relatie met de oudere op een bevredigender manier te laten verlopen en om met gebruikmaking van de juiste omgangsvormen te trachten het gedrag van de oudere bij te sturen. Inzicht in de wetten van de beloning kan op verschillende manieren van dienst zijn in het omgaan met mensen die problematisch gedrag vertonen:

- Je kunt proberen met een gestructureerde benadering het uit de psychische ziekte voortkomend probleemgedrag te veranderen. Ook al kan iemand er niets aan doen dat hij psychisch ziek is en dientengevolge minder prettig gedrag vertoont, toch kan hij dan geholpen zijn met een duidelijke benadering van dit gedrag.
- Je krijgt inzicht in de wisselwerking tussen je eigen gedrag (of dat van de hulpverleners) en het gedrag van ouderen. Je leert inzien in hoeverre het probleemgedrag door jouw eigen gedrag gestimuleerd of instandgehouden kan worden.
- Je krijgt inzicht in de effecten van je eigen gedrag op het gedrag van de ander en op je eigen gevoel.

We beginnen met een uitleg over hoe gedrag beïnvloed wordt door beloning. We zullen daarbij zien dat een verandering van gedrag vaak goed te realiseren is als je maar weet hoe je gewenst gedrag kunt opsporen en vervolgens kunt belonen. Dit zal duidelijk gemaakt worden aan de hand van (verzonnen, maar wel representatieve) voorbeelden uit de praktijk.

Hierna volgt een beschrijving van de methode om uit te zoeken waarom mensen zich gedragen zoals ze zich gedragen (bijvoorbeeld hoe komt het dat meneer Jansen altijd klaagt als wij hem bezoeken?) en bekijken we hoe we beloning kunnen gebruiken om het gedrag van mensen (en ons eigen gedrag) te veranderen. In het volgende hoofdstuk zullen we zien hoe het methodisch werken verloopt. Vervolgens gaan we vanaf hoofdstuk 4 kijken hoe we kunnen omgaan met verschillende vormen van problematisch gedrag.

2.1 Hoe wordt gedrag beïnvloed door beloning?

De start van dit hoofdstuk is nogal abstract: we stellen een aantal 'wetten' op. Toch zullen we zien dat we van daaruit op een nuttige wijze met de praktijk om kunnen gaan. De eerste 'wet' van de beloningspsychologie luidt als volgt:

Als gedrag in een bepaalde situatie leidt tot beloning (c.q. tot een prettig gevoel), dan stijgt de kans dat dit gedrag in dezelfde situatie vaker vertoond gaat worden.

Met andere woorden: als iemand door een bepaald gedrag in een bepaalde situatie een beloning krijgt, zal hij/zij geneigd zijn dit gedrag in dezelfde situatie vaker te vertonen.

> Stel dat meneer Jansen merkt dat hij extra aandacht krijgt als hij zich somber gedraagt; de verzorgenden/familieleden proberen hem dan op te beuren. Hoewel zijn somberheid best het gevolg kan zijn van een depressie of een recent geleden verlies, toch stijgt dan de kans dat hij zich in het bijzijn van de verzorgenden somber gaat gedragen (zonder dat dit een bewuste strategie hoeft te zijn).

In dit voorbeeld is sprake van een positieve beloning. Een positieve beloning kan van alles zijn: geld, aandacht, knuffels, seks, een kop koffie. In het volgende voorbeeld is sprake van een negatieve beloning. We zullen zien dat mensen bepaald gedrag vaker gaan vertonen als er na het vertonen van dat gedrag iets negatiefs wordt weggenomen.

> Meneer Jansen is vandaag bijzonder slecht geluimd en klaagt steen en been als de verzorgende binnenkomt om hem te wassen. Niets is goed, het water is te koud, de washand te hard en de verzorgenden zijn niet vriendelijk, aldus meneer Jansen. De verzorgende wordt boos en zegt: 'Ik ga nu weg en kom wel terug als u afgekoeld bent, zo kan ik niet werken.' Nadat ze een kwartier is weggeweest, komt ze terug en vraagt of hij wat beter geluimd is. Meneer Jansen biedt zijn excuses aan. De verzorgende gaat nu verder met de wasbeurt.

In dit voorbeeld zien we het volgende gebeuren:

- De verzorgende voelt zich negatief beloond door de negatieve aandacht die zij krijgt van meneer Jansen. Dit kan ertoe leiden dat ze steeds minder zin heeft om hem te verzorgen.
- Meneer Jansen krijgt een negatief gevoel als gevolg van zijn gedrag; de verzorgende gaat immers weg en ontneemt hem dus de positieve aandacht die hij dacht te krijgen.

We kunnen nu een tweede wet formuleren:

Als bepaald gedrag in een bepaalde situatie een negatief gevolg heeft, dat wil zeggen iets prettigs wegneemt, dan zal de kans dat dit gedrag in deze situatie nog eens vertoond wordt dalen.

Vertaald naar het voorbeeld van meneer Jansen betekent dit dat hij onthoudt welk gevoel hij kreeg na zijn negatieve gedrag en dit weerhoudt hem ervan dit gedrag opnieuw te vertonen.

> Nadat hij een tijdje alleen is geweest, is de boze bui van meneer Jansen verdwenen. Eerst is hij nog flink boos omdat hij vindt dat de verzorging hem correct moet helpen, maar langzamerhand draait hij bij en krijgt hij spijt van zijn gedrag. De verzorgende ziet dat hij bedaard is en komt terug om hem verder te helpen.

In dit voorbeeld zien we dat het rustige gedrag positief wordt beloond. Meneer Jansen krijgt nu weer aandacht en dus wordt het vervelende gevoel van alleen zijn weggenomen. Ook hiervan kunnen we een wet opstellen (de derde wet):

Als gedrag in een bepaalde situatie wordt gevolgd door een vermindering van een vervelend gevoel, stijgt de kans dat dit gedrag in deze situatie opnieuw vertoond wordt.

Dit geldt natuurlijk voor iedereen: stel dat je je eenzaam voelt (een negatief gevoel); er komt iemand op visite en je spreekt vriendelijk met hem of haar. Het gevolg is dan dat het gevoel van eenzaamheid verdwijnt.

De vierde wet is een heel belangrijke:

Alleen bestaand gedrag kan worden beloond.

Met bestaand gedrag bedoelen wij gedrag dat aanwezig is; dat je kunt zien en kunt belonen (of negeren). Veel mensen maken als ze in aanraking komen met ongewenst gedrag de fout om vanuit hun boosheid te zeggen: 'Ik wil dat het gedrag van meneer in het vervolg zo en zo is'. Jouw wens aangaande het gedrag van de ander is echter geen bestaand gedrag. Niet-bestaand gedrag kun je niet belonen. Bijvoorbeeld: meneer Van der Zet scheldt en schreeuwt als hij onder de douche gaat. Men zegt dan snel: 'Wij willen dat hij vriendelijk onder de douche gaat'; dit uitgangspunt is verkeerd. We moeten eerst kijken in welke situaties meneer Van der Zet vriendelijk is en dan gaan we dit vriendelijke gedrag belonen. Het *bestaande* gedrag (schelden) kunnen we dan negeren.

> Meneer Jansen heeft ontdekt dat de verzorgenden langer op zijn kamer blijven als hij klaagt en zegt dat hij niets meer zelfstandig kan doen. Hij ervaart dit als een beloning voor zijn klaaggedrag (wet 1). Dit stimuleert hem om vaker te klagen. Hij klaagt dan ook de hele dag. De verzorgenden zitten in een dilemma; ze blijven bij hem als hij klaagt omdat dan hun eigen vervelende gevoel over het klagen afneemt. Als ze blijven, klaagt meneer Jansen minder, hij zegt dan: 'Jullie kunnen er ook niets aan doen'. De verzorgenden raken echter toch gefrustreerd en schakelen een psycholoog in. Die adviseert het team om maar heel kort naar hem te luisteren, hem te vertellen wat hij zelf moet doen en dan weg te gaan. Na enig moeizaam oefenen lukt het de verzorgenden om deze instructie uit te voeren.

Het zo weinig mogelijk aandacht geven aan bepaald gedrag noemen we 'negeren'. Meneer Jansen merkt nu dat klagen er niet meer toe leidt dat de verzorgenden langer op zijn kamer blijven. Wat zal hij doen? Eerst zal hij zijn pogingen om met klagen de aandacht te trekken verhevigen; als dit niet helpt, zal hij stoppen met klagen. Dit eerst toenemen, daarna verminderen en dan stoppen van het vervelende gedrag noemen we het uitdovingseffect. Dit kunnen we weer als een (vijfde) wet formuleren:

Haal je bij een bepaald (negatief of positief) gedrag de beloning weg, dan zal het gedrag eerst toenemen en daarna stoppen.

Verzorgenden moeten zich van dit effect goed bewust zijn, anders zouden ze kunnen denken: 'Fraai, nu negeer ik het gedrag en wordt het alleen maar erger.' Het verergeren van het gedrag na het weglaten van de beloning is een aanwijzing dat je op de goede weg bent.

> Na enige tijd blijkt dat het niet goed gaat met meneer Jansen. Hij krijgt ten gevolge van de instructie van de psycholoog bijna geen aandacht meer. De verzorgenden vinden dit ook niet prettig; ze zien dat meneer verpietert.

Het krijgen van aandacht is prettig en wie te weinig aandacht krijgt loopt de kans om depressief te worden. Hoe kan dit nu verholpen worden?
Eigenlijk is de oplossing simpel: als we afspreken dat we langer blijven als hij leu-

ke/gewone dingen vertelt, dan zal hijzelf ook vaker leuke dingen gaan vertellen. Dit is een hele belangrijke zaak, want meestal zijn de ouderen die negatief gedrag vertonen al niet zo geliefd bij hun verzorgenden en familieleden. Het advies om ongewenst gedrag te negeren kan er al snel toe leiden dat deze mensen compleet genegeerd worden.

> Meneer Jansen krijgt nu meer aandacht van de verzorging als hij over leuke dingen praat; ook is afgesproken dat men af en toe koffie gaat drinken bij hem. Voor beide partijen is dit leuk; meneer Jansen fleurt op en de verzorging beleeft plezier aan zijn verbeterde toestand.

Dit leidt tot de zesde wet:

Als we ongewenst gedrag willen verminderen, is dat het beste te bereiken door een combinatie van het verminderen van de beloning van dit gedrag (negeren van het ongewenste gedrag) en het extra belonen van leuke (gewenste) gedragingen.

Deze wet gaat ook uit van het gegeven dat je niet twee dingen tegelijk kunt doen: klagen en gezellig praten gaan niet samen.

Dit alles leidt tot de volgende vraag: 'Wat is een beloning?' Eigenlijk is het antwoord hierop heel simpel: een beloning is 'alles wat een mens een leuk gevoel geeft'.

Er zijn twee soorten beloning. Universele beloningen zijn beloningen die voor iedereen als een beloning gelden, zoals geld, aandacht, knuffels en seks. Specifieke beloningen zijn alleen een beloning voor een bepaald individu en niet voor anderen, zoals een kop koffie, lekker eten, enzovoort.

Zoals uit het bovenstaande blijkt, worden mensen (en dieren) op twee manieren beloond:

- Onbewuste beloning: heel veel beloning van gedrag gebeurt onbewust. Als een moeder een kind een koekje geeft omdat het er zo netjes om vraagt, doet ze dat meestal niet bewust om dit gedrag te stimuleren maar omdat ze zich er prettig bij voelt dat het kind het vraagt. Het effect is dat het kind vaker zal gaan vragen.
- Bewuste beloning: je kunt ook gedrag bewust belonen met het doel sommige gedragingen (de 'gewenste' gedragingen, bijvoorbeeld beleefdheid, gezellig praten, meehelpen met de zelfverzorging) te doen toenemen en sommige gedragingen (de 'ongewenste' gedragingen, bijvoorbeeld schelden, vloeken en slaan) te doen afnemen.

Een verzorgende blijft meestal niet bewust langer bij ouderen die veel klagen of veel leuke dingen vertellen. Het effect is echter wel dat de oudere meer zal klagen en leuke dingen vertellen omdat hij, onbewust, heeft gemerkt dat het een goed middel is om je langer op zijn kamer te houden. Bovendien geeft het je een naar gevoel als iemand klaagt en wordt dit gevoel minder als je langer blijft. Ook hierdoor wordt het langer blijven dus gestimuleerd. Dit laatste noemen we het 'ritssluitingeffect'.

2.2 Het ritssluitingeffect

Als aandacht schenken aan negatief gedrag ertoe leidt dat het gedrag (tijdelijk) minder wordt, dan wordt tegelijkertijd het vervelende gevoel bij de verzorgende weggenomen. Dit leidt echter op twee manieren tot een versterking van het negatieve gedrag:

• Degene die het ongewenste gedrag vertoont wordt zich bewust van zijn gedrag en zal zich vaker zo gaan gedragen.
• De verzorgende vermindert het vervelende gevoel dat zij over deze situatie heeft door aandacht te schenken aan het negatieve gedrag; dit zal haar ertoe brengen ook een volgende keer aandacht te schenken aan het negatieve gedrag. Zij beloont daarmee in zekere zin dit gedrag.

Een voorbeeld kan dit verduidelijken. Ouderen die probleemgedrag vertonen doen dit vaak het liefst in het bijzijn van anderen. Hoe komt dat? Je zou jezelf toch eerder generen om vreemd gedrag te vertonen in het bijzijn van anderen? Een verklaring hiervoor is dat als je vreemd gedrag vertoont waar anderen (inclusief verzorgende/familie) bij zijn, de verzorgende het nare gevoel bekruipt: 'wat zullen anderen wel niet denken als de ouderen waar ik verantwoordelijk voor ben zich zo gedragen?' Om dit gevoel te verminderen zal zij proberen het vreemde gedrag te stoppen, juist door er aandacht aan te schenken. Deze aandacht is echter feitelijk een beloning voor het vervelende gedrag.

De beloning van de verzorgende en van degene die vreemd gedrag vertoont grijpen als een ritssluiting in elkaar. De verzorgende zal meer aandacht geven aan het vreemde gedrag in situaties waarin er anderen aanwezig zijn, omdat zij daarmee haar gevoel van onbehagen kan verminderen. Tegelijkertijd neemt het vreemde

---

Meneer Jansen heeft de laatste tijd de gewoonte ontwikkeld om steen en been te klagen tegen iedereen die hij tegenkomt in de hal als hij naar het koffiedrinken wordt gebracht. Het liefst doet hij dat in het bijzijn van vreemden en/of de directeur. De verzorgenden die zijn wagen duwen generen zich: 'Wat moet de directeur wel denken als meneer Jansen steeds zegt dat wij hem honds behandelen?' Om hem tot rust te manen geven ze hem veel aandacht als hij begint te klagen door hem te bezweren dat hij niet slecht behandeld wordt en dat hij dat niet moet zeggen. Sommige verzorgenden proberen hem af te leiden. Vaak werkt dit goed en het resultaat is dat meneer Jansen minder klaagt en de verzorgenden zich minder gegeneerd voelen. Wel is het nu zo dat de verzorgenden zo gauw ze in de hal komen beginnen te zeggen dat hij rustig moet zijn, omdat hij anders begint te klagen.

gedrag in het bijzijn van derden toe, omdat de persoon in kwestie geleerd heeft dat dit aandacht oplevert. Het is wel zaak om degenen die 'toekijken' in te lichten als je vervelend gedrag negeert. Doe je dit niet, dan kun je als verzorgende klachten over je 'hardvochtige' gedrag verwachten. Ook loop je dan de kans dat de 'toekijkers' (bezoek, familie) extra aandacht aan het vervelende gedrag gaan besteden uit boosheid over jouw reactie; dan wordt opnieuw het vervelende gedrag beloond.

2.3   Het bevorderen van gedrag

In vervolg op de hierboven genoemde wetten met betrekking tot het belonen van gedrag, gaan we ons nu toeleggen op de praktische werking van deze wetten. We willen nu bepaald gedrag bevorderen. Gedrag dat we willen bevorderen noemen we 'gewenst gedrag' (het is onwaarschijnlijk dat je ongewenst gedrag wil bevorderen). Om gedrag te bevorderen is het volgende van belang.

Omschrijf eerst heel concreet het gewenste gedrag. Dat betekent dat je nauwkeurig de handelingen die de ander dient te verrichten omschrijft. Vervolgens kijk je wat een beloning zou kunnen zijn voor degene die de handelingen moet verrichten. Je spreekt met je collega's af wanneer deze beloning uitgedeeld dient te worden. Hierbij gelden de volgende 'wetten'. Als je het gewenste gedrag *altijd beloont*, heeft dat twee effecten. Het gewenste gedrag is snel aangeleerd, omdat de persoon in kwestie snel in de gaten heeft dat hij voor dit gedrag beloond wordt. Het heeft ook als effect dat het gedrag snel achterwege wordt gelaten zodra je stopt met belonen.

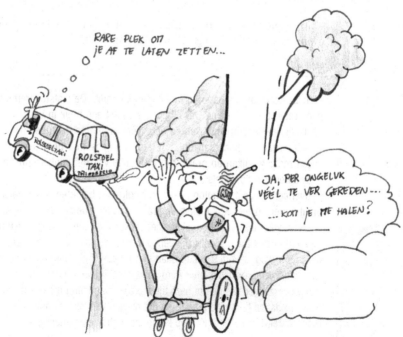

Als je het gewenste gedrag *af en toe beloont*, dan heeft dat heel andere effecten. Ten eerste wordt het gewenste gedrag langzaam aangeleerd, omdat de persoon niet direct in de gaten heeft voor welk gedrag hij beloond wordt. Bovendien blijft men het ongewenste gedrag vertonen nadat je stopt met belonen.

Het slimst is natuurlijk om te beginnen met *altijd* belonen (snel aangeleerd) en door te gaan met *af en toe* belonen (bijna niet achterwege te laten). Vaak gebeurt dit al onbewust: als we iemand iets moeten leren, belonen we hem de eerste keren altijd heel enthousiast, later, als het gedrag al verworven is, zakt het enthousiasme en gaan we over op af en toe belonen. Het best werkt een beloningsschema van één keer belonen op drie keer vertonen van gedrag. Het belonen moet dan wel onvoorspelbaar zijn (dat maakt het natuurlijk ook zo moeilijk om gedrag dat af en toe beloond is achterwege te laten).

> Meneer Jansen klaagt altijd als we hem komen verzorgen. Nu spreken we af dat als hij niet klaagt en over iets anders spreekt wij hem langer aandacht zullen geven, door bijvoorbeeld op zijn kamer te blijven om extra op te ruimen of om koffie te drinken. De eerste tijd doen we dit altijd als hij het gewenste gedrag vertoont, later belonen we hem af en toe.

2.4 Het aanleren van nieuw gedrag

Een bijzondere vorm van bevorderen van gedrag is het aanleren van (gedeeltelijk) nieuw gedrag. Ook hiervan geven we een voorbeeld.

> Meneer Kok woont al jaren in het verzorgingshuis. De laatste jaren komt hij nergens meer toe. Het enige wat hij doet is vanuit een hoek in de gang naar buiten naar het winkelcentrum kijken en de volière in de tuin bestuderen. De klacht van de verzorgenden luidt dan ook: 'Je kunt nergens met hem over praten, hij zit alleen maar te kijken en praat over de drukte van het winkelcentrum of over de activiteiten van de vogels'.
> In overleg met de psycholoog wordt het volgende besloten: we gaan dagelijks een praatje met meneer Kok maken en praten dan over de zaken die hij leuk vindt. Na enige weken blijkt dat hij precies weet welke winkels er in het centrum zijn, maar hij komt er niet toe om er in zijn eentje naartoe te gaan. Als argument geeft hij dat het te ver weg is en dat alleen gaan niet leuk is. Ook blijkt dat hij af en toe gaat wandelen. Nu wordt besloten hem aandacht te geven tijdens het wandelen. Een van de verzorgenden neemt hem tijdens zo'n wandeling mee naar het winkelcentrum omdat ze hulp nodig heeft bij het dragen van zware spullen. Daar aangekomen trakteert ze meneer Kok op koffie met gebak en samen gaan ze in de dieren-

> winkel naar de vogels kijken. Dit wordt enige keren herhaald. Na verloop van tijd
> ziet men meneer Kok zelf of met anderen naar het winkelcentrum gaan.

In dit voorbeeld is sprake van het (opnieuw) aanleren van (nieuw) gedrag. Het bijzondere is dat het gedrag van tevoren niet vertoond werd. Stapje voor stapje werd het bestaande gedrag uitgebouwd tot het gewenste gedrag was bereikt. In dit voorbeeld is heel systematisch gebruikgemaakt van beloning, zonder dat dit overdreven werd.

2.5 Het afleren van bestaand gedrag

Het afleren van (ongewenst) gedrag is een stuk moeilijker. Om gedrag af te leren zijn de volgende stappen nodig.

1 Wat is het ongewenste gedrag? Beschrijf dit zo concreet mogelijk.

2 Registreer wat er voorafgaat aan het ongewenste (klaag)gedrag. Het is zaak om dit zo concreet mogelijk op te schrijven. Vaak is hetgeen voorafgaat aan het vervelende gedrag een aanwijzing voor wat de beloning van het ongewenste gedrag zou kunnen zijn.

3 Analyseer wat de beloning is die doorgaans voor het gedrag wordt gegeven; dit is het makkelijkst door te kijken wat het gevolg is van bepaald gedrag. Meneer Jansen klaagt altijd als we in zijn kamer zijn. Het gevolg is dat de verzorgenden langer op zijn kamer blijven. Je mag dan voorlopig aannemen dat langer in de kamer blijven een beloning is voor het klaaggedrag.

4 Vraag bij iedereen na wat ze doen om het klaaggedrag te verminderen. Dit levert meestal twee gezichtspunten op:
   • sommige verzorgenden geven extra aandacht aan het klaaggedrag om het te stoppen en zo van hun eigen negatieve gevoel af te komen;
   • andere verzorgenden hebben een manier gevonden om het gedrag te negeren.

5 Registreer welke andere zaken de belangstelling van de oudere hebben; immers, vaak is het klaaggedrag een vraag om extra aandacht, die niet beantwoord wordt omdat hij op de verkeerde manier gesteld wordt.

6 Neem nu als proef op de som de beloning weg (bijvoorbeeld: als meneer Jansen begint te klagen, gaan we zo snel mogelijk weg). Als onze veronderstelling juist is dat het in de kamer blijven een beloning vormde voor het klagen, zal het klagen nu toenemen!

7 Tegelijkertijd dienen we ons te realiseren dat als we aandacht wegnemen, we tegelijkertijd ander gedrag moeten belonen, anders krijgt meneer Jansen bijna geen aandacht meer.

We spreken af dat als meneer Jansen klaagt, we zo snel mogelijk zijn kamer verlaten. Ook spreken we af dat als hij over andere dingen praat, we extra aandacht en tijd aan hem zullen besteden. Meneer Jansen heeft dit snel in de gaten en zegt tegen de verzorgenden dat hij het wel merkt. Toch geeft hij met een lach toe dat hij het wel plezierig vindt, iedereen kan wel wat extra aandacht gebruiken.

Methodisch werken in
het omgaan met ouderen

Inleiding

In de vorige hoofdstukken hebben we twee dingen gezien: op de eerste plaats hoe
ouderen het ouder worden en ziek zijn beleven, op de tweede plaats hoe je gedrag
kunt veranderen door middel van beloning. In dit hoofdstuk gaan we kijken hoe
het methodisch werken in zijn werk gaat. Een methodische benadering is erop
gericht gedragsproblemen duidelijk in kaart te brengen, zodat deze effectief kunnen worden aangepakt. In de methodische benadering worden een voor een zeven
stappen genomen, die een hulpmiddel vormen voor de verzorgenden en familieleden.

3.1   Methodische en systematische benadering

De stappen van het methodisch en systematisch omgaan met gedragsproblemen
zijn:
1   informatie verzamelen;
2   het probleem formuleren;
3   de doelstelling formuleren;
4   brainstormen over ideeën en oplossingen;
5   de benaderingsmethode kiezen en een plan van aanpak opstellen, waarin ver-
    meld staat:
    • wat is het probleem,
    • wat is het doel,
    • welke benaderingswijze kiezen we,
    • wat zijn de evaluatiemomenten,
    • wie doet wat, wanneer, hoe laat;
6   de uitvoering van het plan;
7   evaluatie.

Deze stappen worden bij *elke casus* genomen.

3.2 Stap I: informatie verzamelen

Als verzorgende observeer je de hele dag. De hele dag let je op belangrijke gegevens omtrent de toestand van de oudere. Nu we in dit boek leren omgaan met
gedragsproblemen is het van groot belang dat we kijken hoe we moeten observeren, vooral omdat het gevaar groot is dat je waarneming vertekend wordt door je
gevoel. We weten dat onze waarneming niet objectief is; zij wordt vertekend door
onder andere:
- je eigen gevoel;
- je opvatting over hetgeen je waarneemt;
- je stemming;
- je interpretaties;
- je eerste indruk;
- het 'halo-effect': als je iets in eerste instantie positief beoordeelt, kan het zijn
  dat je het positief blijft beoordelen, ongeacht wat je waarneemt;
- het 'horn-effect': als je iets in eerste instantie negatief beoordeelt, kan het zijn
  dat je het continu negatief blijft beoordelen, ongeacht wat je daarna waarneemt.

Door de confrontatie met iemand met moeilijk gedrag worden vaak je emoties
geraakt; je kunt bijvoorbeeld het gedrag dat je ziet afkeuren (als de ene oudere de
ander slaat) of er geïrriteerd door raken (als de oudere de hele dag om aandacht
roept). Geëmotioneerd zijn betekent dat je vertekend waarneemt. Daarom is het
goed om te bekijken hoe je moet observeren. In dit boek maken we gebruik van de
zogenaamde 'waarnemingsset': een opsomming van gegevens waarop je moet letten bij het observeren van ouderen met problematisch gedrag. In deze paragraaf is
dat de vraag: waar let je in het algemeen op bij probleemgedrag? In de hoofdstukken die gaan over specifieke psychische ziekten is dat: waar moet je op letten in de
omgang met deze oudere en wat zijn de voortekenen voor het weer oplaaien van de
psychische ziekte (prodromen)?
Het verzamelen van informatie over een oudere heeft als doel zijn totale situatie in
beeld te brengen. Belangrijke gegevens zijn:
- algemene persoonlijke gegevens over de oudere;
- zijn mogelijkheden en onmogelijkheden met betrekking tot het lichamelijk
  functioneren;
- zijn mogelijkheden en onmogelijkheden met betrekking tot het psychisch
  functioneren;
- zijn mogelijkheden en onmogelijkheden met betrekking tot het sociaal functioneren;
- zijn ervaringen/gevoelens/verwachtingen ten aanzien van de behandeling/ver-
  zorging/benaderingswijze;
- zijn beoordeling van zijn eigen functioneren;
- zijn motivatie.

Gedurende de gehele opname van de oudere wordt er informatie verzameld. Het
houdt dus nooit op. Deze gegevens zijn belangrijk om:

- te kijken of de voorgeschiedenis van de oudere invloed heeft op een huidig probleem;
- te kijken of een bepaald probleem in het verleden reeds gespeeld heeft en hoe men er toen op gereageerd heeft;
- de problemen en doelen te kunnen formuleren;
- te registreren hoe verzorgenden omgaan met een oudere;
- te evalueren hoe een bepaalde benadering werkt.

Er zijn verschillende manieren om de belangrijke informatie te verzamelen:
- door observatie;
- met behulp van een vragenlijst;
- door een gesprek met de oudere;
- door een gesprek met de familie;
- andere disciplines (bijvoorbeeld andere hulpverleners zoals huisarts, psychiater, maatschappelijk werkende, psycholoog, activiteitenbegeleider enzovoort);
- 24-uursobservatie, bijvoorbeeld met behulp van de gedragsobservatieschaal (zie paragraaf 3.9);
- door registratie van gegevens in het dossier van de oudere.

Verzorgenden moeten zich bij de confrontatie met gedragsproblemen steeds de volgende vragen stellen:
- Welke gevoelens roept het gedrag bij mij en mijn collega's op?
- Wanneer doet het gedrag zich voor?
- Welk gedrag vertoont een oudere nu precies?
- Welke disciplines hebben al wat gedaan en welke disciplines denk ik nodig te hebben?
- Welke informatie heb ik nog meer nodig om het probleemgedrag in kaart te brengen en welke hulpmiddelen heb ik daarbij tot mijn beschikking?

3.2.1 Welke gevoelens roept het gedrag bij mij en mijn collega's op?

Informatie hierover verzamel je door er met elkaar over te praten onder begeleiding van een teamleider of afdelingshoofd. Ieder spreekt uit welke gevoelens het gedrag van de oudere oproept, zo concreet mogelijk. Dit is moeilijk, want je moet een stukje van jezelf blootgeven. Maar het levert je wel veel op, namelijk erkenning en herkenning door anderen, je bent immers niet de enige. Dit kan een sterk teamgevoel geven en de weg vrijmaken voor een andere manier van kijken naar het gedrag van de oudere.

3.2.2 Wanneer doet het gedrag zich voor?

Informatie hierover verzamel je door heel concreet te registreren op *welk moment* van de dag het gedrag zich voordoet. Wat ging er precies aan vooraf (wat deed jij?), welk gedrag vertoonde de oudere, hoe lang vertoonde hij dit gedrag en hoe reageerde/handelde jijzelf? Ook is het belangrijk om te registreren of er op dat moment sprake was van een lichamelijke aandoening (koorts, obstipatie), een sociale verandering (overlijden, andere kamer), een psychische verandering (verwardheid, verdriet). Dit alles kan van invloed zijn op iemands gedrag.

3.2.3 Welk gedrag vertoont een oudere nu precies?

Deze vraag sluit aan bij de vorige vragen. Het belangrijkste bij deze vraag is het gericht observeren en het vertoonde gedrag concreet en helder beschrijven.

3.2.4 Welke disciplines hebben al wat gedaan en welke disciplines denk ik nodig te hebben?

Denk hierbij aan het verzamelen van informatie over vroegere ziekten of periodes met probleemgedrag.

3.2.5 Welke informatie heb ik nog meer nodig om het probleemgedrag in kaart te brengen en welke hulpmiddelen heb ik daarbij tot mijn beschikking?

Hierbij kun je denken aan het verzamelen van informatie met behulp van gedrags-observatielijsten, bijvoorbeeld de Beoordelingsschaal Oudere Personen (BOP) of de Gedragobservatieschaal Intramurale Psychogeriatrie (GIP), rapportage, lichamelijk onderzoek, consultatie van andere disciplines en literatuuronderzoek.
We zullen deze aanwijzingen nu concreet uitwerken.
Stel je de volgende situaties eens voor:
1 In de rapportage lezen we het volgende: meneer Klaassen krijgt hulp bij de Algemene Dagelijkse Levensverrichtingen (ADL). Deze hulp bestaat uit het geven van aanwijzingen. Meneer Klaassen schold weer flink tijdens de verzorging vanmorgen.
2 Tijdens de overdracht wordt verteld dat mevrouw De Geus lastig is geweest. Ze heeft de hele dag om de zuster geroepen.

In deze situaties is onvoldoende informatie verzameld over het gedrag van de oudere om een probleem te kunnen formuleren.
Het roepen en de agressie worden als probleemgedrag ervaren, maar de omschrijving roept de nodige vragen op:
• Wat wordt verstaan onder 'lastig' zijn of 'schelden', hoe uit zich dit gedrag?
• Hoe vaak op een dag doet dit gedrag zich voor?
• Wat is de aanleiding voor het gedrag?
• Wat is de beloning van dit vervelende gedrag? (Wordt het schelden minder als de verzorgende hulp biedt of houdt het roepen op als de verzorgende komt?)
• Wat is er vroeger gedaan aan deze problemen?

Als je geconfronteerd wordt met gedragsproblemen is het belangrijk om eerst eens bij het gedrag van de oudere stil te staan, erover na te denken, jezelf vragen te stellen, erover te praten met elkaar; kortom eerst informatie te verzamelen, voordat je tot het formuleren van het precieze probleem overgaat.

3.3 Stap 2: het probleem formuleren

Problemen worden geformuleerd op grond van de verzamelde informatie. Zorg er dus voor dat je alle informatie over de oudere verzameld hebt en controleer of deze informatie kloppend en actueel is. Dit kun je doen door bij anderen na te vragen of jouw interpretatie klopt.

Vraag ook de oudere of de observatie in overeenstemming is met wat hij denkt, voelt of waarneemt. Daarna loop je alle gegevens na en ga je het probleem formuleren. Het probleemgedrag moet helder en concreet omschreven worden. Het moet voor iedere verzorgende duidelijk zijn waar het om gaat. Beperk je tot de feiten en streef zoveel mogelijk naar objectiviteit.

Na de formulering van het gedragsprobleem is het van groot belang de bijbehorende beïnvloedende factoren op te sporen. Je kunt als volgt te werk gaan:

- zoek zoveel mogelijk oorzaken bij het gedragsprobleem;
- maak een voorlopige lijst van alle denkbare oorzaken;
- raadpleeg andere disciplines;
- wanneer geen oorzaken opgespoord kunnen worden, zoek dan naar factoren die bijgedragen kunnen hebben aan het ontstaan van het probleem.

Verzorgenden vinden het vaak moeilijk om het gedragsprobleem concreet en helder te formuleren. Men ervaart een oudere als 'lastig', maar wat wordt precies bedoeld met lastig? En voor wie is het lastig? Voor de verzorgende of voor de oudere? Vaak verzandt men in algemene termen als 'agressief', 'klagerig', 'aandacht vragend', zonder dat het probleem echt boven tafel komt. Een andere fout is het op voorhand toeschrijven van het gedrag aan een bepaalde oorzaak: 'Dat slaan van meneer Jansen, dat ligt niet aan ons. Hij heeft beschadigde hersenen, daarom slaat hij als wij hem aankleden. Hij snapt gewoon niet dat wij het beste met hem voor hebben.'

Ook dit voorbeeld roept de nodige vragen op. Blijkbaar slaat deze oudere bij het aankleden, maar wat gaat er aan dat slaan vooraf en komt dit gedrag vaker voor? Wat doet de verzorgende precies? Het is een logische reactie dat men gedragsproblemen probeert te verklaren, dat maakt immers een einde aan het onzekere gevoel dat veel verzorgenden hebben bij het omgaan met probleemgedrag. De meesten spreken die onzekerheid echter niet uit, maar zoeken de verklaring bij de oudere. Het verklaren van het gedrag kan er echter toe leiden dat men zich er bij neerlegt: 'Het is nu eenmaal zo en er valt niks aan te doen'.

Dit is eigenlijk het begin van de nieuwe aanpak: in plaats van een oorzaak te geven voor het gedrag en op grond daarvan te concluderen dat er toch niets meer aan te doen is, gaan we nu kijken welke factoren van het gedrag we kunnen veranderen, zodat het ongewenste gedrag verbeterd wordt.

3.4 Stap 3: de doelstelling formuleren

Je hebt informatie verzameld en het gedragsprobleem geformuleerd; dan kan nu het doel vastgesteld worden. Doelen zijn hetgeen de verzorgende en de oudere wensen te bereiken. Een doel wordt in de eerste plaats voor de oudere geschreven. Bespreek eerst in het team en met de oudere welk doel nagestreefd wordt en vraag je af of het haalbaar is.
• Wil je het gedrag veranderen?
• Wil je het gedrag stabiliseren?
• Wil je op een andere manier naar het gedrag leren kijken, zodat je er meer begrip voor kunt opbrengen en het gedrag leefbaar wordt?

Bij het formuleren van de doelstelling is een aantal punten heel belangrijk:
• het doel moet geformuleerd worden vanuit de oudere;
• het doel moet aansluiten bij het geformuleerde gedragsprobleem;
• het doel moet haalbaar zijn voor de oudere en de verzorgenden (dus rekening houden met de beperkingen van de oudere en van het team);
• het doel moet helder en concreet zijn, het moet door verschillende personen op dezelfde wijze begrepen worden;
• het doel moet een tijdslimiet bevatten.

Als je weet *wat* je wilt bereiken, dan is het ook mogelijk de vraag te stellen *hoe* dat doel te bereiken.

3.5 Stap 4: brainstormen over ideeën en oplossingen

Hiermee wordt bedoeld dat een team verzorgenden, samen met andere disciplines, alle ideeën en oplossingen inventariseert waarmee het doel zou kunnen worden bereikt. De belangrijkste vraag die je jezelf bij deze stap moet stellen luidt: via welke werkwijze kan het vastgestelde doel worden bereikt?
Het is handig om alle ideeën en oplossingen op een flap-over of bord te noteren, zodat ze voor iedereen zichtbaar zijn. Belangrijk is dat er naar elkaar geluisterd wordt en iedere deelnemer aan het woord komt. Vaak wordt deze stap als moeilijk ervaren. De volgende problemen kunnen zich voordoen:
• Niet iedereen durft zijn gedachten onder woorden te brengen of men is bang uitgelachen te worden.
• Op de afdeling overheerst een bepaalde filosofie over de manier waarop ouderen aangepakt dienen te worden, bijvoorbeeld: 'klagende ouderen worden genegeerd of apart gezet' en 'depressieve ouderen zijn het meest gebaat met

een meegaande houding'. Hierdoor kan een verzorgende denken: ik zeg maar niets want mijn oplossing is strijdig met de heersende gedachtegang.
- Men durft niets te zeggen, degene met de grootste mond drukt zijn oplossing immers toch door.
- Men kiest de verkeerde oplossing omdat men onder (tijds)druk staat.

Bij deze stap is het van belang dat er geen enkele remming is bij het bedenken van de mogelijke benaderingswijzen. Het doel van het brainstormen is immers dat alle denkbare oplossingen voor deze oudere in deze situatie verzameld worden.

3.6 Stap 5: de benaderingsmethode kiezen en een plan van aanpak opstellen

Uit de geopperde suggesties worden de best toe te passen ideeën en oplossingen gefilterd. Bij het kiezen van de beste benaderingswijze ga je als volgt te werk:
1 Bepaal van elke benaderingswijze de voor- en nadelen.
2 Bekijk welke benaderingswijzen op grond van de nadelen niet in aanmerking komen.
3 Houd bij de uiteindelijke keuze rekening met de volgende overwegingen:
- Is de oplossing voldoende bewonersgericht?
- Wat zijn je eigen ervaringen met de gekozen benaderingswijze?
- Kan ieder lid van het team achter de gekozen oplossing staan (of is men op zijn minst bereid om de oplossing uit te voeren?).

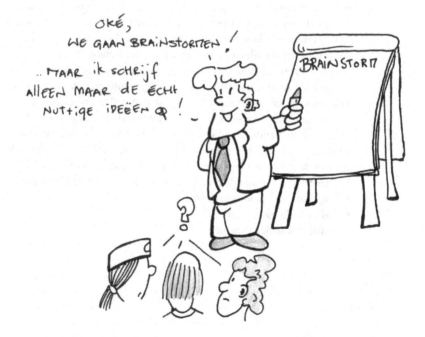

- Wat waren de resultaten met deze benaderingswijze in soortgelijke situaties?
- Wegen de voordelen wel voldoende op tegen de nadelen?
- Is de benaderingswijze voor iedereen uitvoerbaar?

Dan kan nu een verpleegplan worden opgesteld. De verzamelde gegevens, het probleem, het doel en de gekozen benaderingswijze worden geregistreerd in het zorgdossier van de oudere. Ook de benaderingswijze wordt daarin concreet en eenduidig beschreven. Vanzelfsprekend wordt het verpleegplan voorzien van evaluatiemomenten. Realiseer je dat het bereiken van een doel veel geduld vraagt van de verzorgenden en dat een doel niet in een paar weken gerealiseerd kan worden.

3.7   Stap 6: de uitvoering van het plan

De uitvoering van het plan is de volgende stap. In de vorige stap hebben we al een aantal voorwaarden voor uitvoering van het plan genoemd. Het plan is uitvoerbaar als het gedragsprobleem, de doelstelling, de benaderingswijze en de evaluatiemomenten nauwkeurig omschreven zijn. Is dat niet het geval, dan ontstaan er problemen bij de uitvoering, bijvoorbeeld als bij de benaderingswijze onvoldoende rekening is gehouden met de beperkingen en gevoelens van de individuele verzorgende. Het kost haar bijvoorbeeld veel moeite om een 'vervelende' oudere steeds te belonen voor goed gedrag; dan kan het zijn dat de benaderingswijze niet wordt uitgevoerd zoals afgesproken is.
Een belangrijk punt bij deze stap is de omgang en begeleiding van de oudere. Er moet een klimaat zijn waarin de begeleiding van de oudere tot stand kan komen. Dan pas is het mogelijk om met de oudere te praten over zijn wensen en behoeften. Een verzorgende kan zo'n klimaat scheppen door actief te luisteren, echte aandacht te geven en inlevingsvermogen te tonen. Belangrijk is ook dat er tijdig wordt doorverwezen! Je bent tenslotte geen psycholoog. Indien nodig dient de verzorgende hulp te vragen van een deskundige professionele hulpverlener. Daardoor krijgt bovendien de multidisciplinaire samenwerking meer gestalte.
Ten slotte is het belangrijk dat het verpleegplan 24 uur per dag wordt voortgezet. Dat houdt enerzijds in dat er een goede rapportage is van de afspraken voor de benadering en van de resultaten van de nieuwe aanpak, anderzijds dient iedereen het met de gekozen aanpak eens te zijn. Hulpmiddelen hierbij zijn:

- het observeren van de reacties van oudere en team op de nieuwe aanpak;
- rapportage van deze gegevens;
- overdracht aan elkaar;
- vaste evaluatiemomenten.

3.8   Stap 7: evaluatie

Doordat de verzorgende de voorgaande stappen doorloopt bewerkstelligt zij bepaalde veranderingen. Deze kunnen met behulp van een evaluatie beoordeeld worden. Zo'n evaluatie vindt, net als de observatie, gedurende het gehele proces plaats. Wat is evalueren?

Evalueren is in deze situatie het beoordelen van het opgestelde verpleegplan en het handelen van de verzorgenden.

Tijdens de evaluatie kijkt het team terug op de afgelopen periode en wordt besproken of het doel bereikt is. Vastgesteld kan worden of:

- alle van belang zijnde gegevens waren verzameld;
- de observaties correct en waarheidsgetrouw waren;
- het gedragsprobleem correct, concreet, eenduidig en actueel was geformuleerd;
- het doel correct, concreet, eenduidig en realiseerbaar was geformuleerd;
- de benaderingswijze voor iedereen uitvoerbaar was;
- het verpleegplan daadwerkelijk functioneerde;
- het verpleegplan bijgesteld of zelfs herzien moest worden;
- de reactie van de oudere op het ingestelde verpleegplan positief of negatief was;
- er fouten of vergissingen ingeslopen waren.

Als uit deze vragen blijkt dat er dingen fout zijn gegaan, hoe komt dat dan:

- Welke oorzaken lagen ten grondslag aan het niet bereiken van de doelen?
- Was de doelstelling te hoog gesteld?
- Was het te bereiken doel niet nauwkeurig genoeg omschreven?
- Hadden de verzorgenden moeite met de aanpak?
- Was het verpleegplan verkeerd of onvoldoende uitgevoerd?
- Waren er onvoldoende observatiegegevens verzameld?
- Waren de gegevens onvoldoende geregistreerd?
- Waren er conflictsituaties tussen de verzorgenden onderling, tussen de verzorgende en andere hulpverleners of tussen de oudere en de verschillende hulpverleners?

Het is belangrijk om de oorzaken na te gaan, omdat dat houvast biedt bij het bijstellen of herzien van het verpleegplan.

De evaluatie maakt het dus mogelijk een beoordeling te geven van de wijze waarop de verzorgende heeft gehandeld. Ook is het mogelijk een oordeel te geven over de resultaten van het opgestelde verpleegplan.

We hebben nu alle stappen doorgelopen. Ter afsluiting van dit hoofdstuk geven wij nog informatie over gedragsobservatieschalen. In bijlage 3 wordt nog een beknopte samenvatting gegeven van het stappenplan.

3.9 Gedragsobservatieschalen

Gedragsobservatieschalen kunnen ons bij het methodisch omgaan met probleemgedrag erg goed van pas komen. Zij kunnen vooral goede diensten bewijzen in de informatie- en de evaluatiefase. Voordat we gaan beschrijven welke diensten ze kunnen bewijzen zullen we eerst uitleggen welke het zijn en hoe ze werken.

Gedragsobservatieschalen zijn lijsten waarop een aantal gedragingen vermeld staat. Deze gedragingen kunnen van alles zijn, van ieder soort gedrag kun je een lijst samenstellen van gedragingen die horen bij de toestand (het ziektebeeld) die je wilt onderzoeken. De gedragingen die op de gedragsobservatieschaal staan zijn vaak typerend voor een bepaalde psychische (ziekte)toestand en/of een bepaald soort gedrag. Zo zijn er lijsten gemaakt voor:

- depressie;
- dementie;
- klaaggedrag;
- psychotisch gedrag;
- agressief gedrag;
- rusteloos gedrag.

Over het algemeen zet men dus een aantal gedragingen bij elkaar waarvan men denkt dat die kenmerkend zijn voor de toestand waar het over gaat. Vervolgens vraagt men aan de verzorgenden te scoren hoe vaak de genoemde gedragingen de laatste twee weken zijn voorgekomen. Dit scoren gebeurt in antwoordcategorieën; dit zijn vaak de volgende categorieën: *nooit, zelden, soms, vaak* en *zeer vaak*. Hoe vaak nooit, zelden, soms, vaak en zeer vaak zijn, wordt omschreven. De verzorgenden wordt verzocht om de lijsten zeer snel in te vullen, want discussie over de frequentie van het gedrag maakt het antwoord niet beter. Aan de hand van de uitslag van de lijst kan de psycholoog bepalen of het nodig is de desbetreffende oudere te onderzoeken.

Er zijn ook lijsten gemaakt die de globale toestand van de oudere bewaken. Vaak bestaan deze lijsten uit de volgende subschalen:

- lichamelijke hulpbehoevendheid (ADL);
- stemming;
- cognitieve vermogens (is iemand in staat alles te onthouden en zich goed te oriënteren);
- sociale contacten.

Een voorbeeld van een van deze lijsten vind je in bijlage 6. De lijsten die de globale toestand van de oudere meten kun je zeker gebruiken in de fase van het informatie verzamelen, zodat je snel een compleet beeld hebt. Het voordeel van het gebruik van zo'n lijst is dat je geen onderwerpen overslaat en dat je op de gevraagde aspecten leert letten, zodat je beter gaat observeren.

2

Omgaan met psychische stoornissen bij ouderen

4

Angstig en dwangmatig gedrag bij ouderen

Inleiding

We beginnen dit hoofdstuk met enkele voorbeelden.

Allereerst een voorbeeld van iets dat voor iedereen herkenbaar zal zijn: de angst voor dieren, zoals spinnen en muizen. Dan volgen twee voorbeelden waarin een angststoornis geschetst wordt.

> Karin is ontzettend bang voor spinnen. Ze reageert panisch en komt niet tot rust voordat een gesignaleerde spin verwijderd is. Dan pas is ze weer in staat om over te gaan tot de orde van de dag.

> Meneer Gerrits wordt op het postkantoor niet goed. Hij moet gaan zitten en voelt zich draaierig en misselijk. Hij kijkt met grote ogen om zich heen en durft zich niet te bewegen. Later blijkt dat een bezoek aan het postkantoor hem steeds herinnert aan een overval op een postagentschap enige jaren geleden. Meneer Gerrits was daar toen om geld te halen en was getuige van de overval, waarbij een bediende werd doodgeschoten.

> Mevrouw De Neve wordt beheerst door de gedachte dat zij haar kinderen moet vermoorden, terwijl ze ontzettend veel van ze houdt. Deze gedachte maakt haar panisch, omdat ze bang is haar kinderen echt iets aan te doen. In overleg met de huisarts besluit ze zich op te laten nemen in een psychiatrisch ziekenhuis.

In het leven zijn er veel situaties waar we bang voor kunnen zijn. We kunnen grof-weg een tweedeling maken in situaties waar we bang voor zijn:

1 situaties waarin ons leven bedreigd wordt. Bijvoorbeeld: er komt onverwacht een auto met hoge snelheid aangereden terwijl je oversteekt;

2 situaties waarvan wij denken dat ze gevaarlijk zijn, zoals: je loopt 's avonds door een donker tunneltje en opeens hoor je zware voetstappen achter je; of: je ligt in bed en bent bang voor hetgeen de volgende dag gaat gebeuren.

De twee typen situaties hebben één gemeenschappelijk punt: de angst, of het nu terechte angst is of niet, activeert ons stresssysteem. Het stresssysteem is bedoeld om ons lichaam in een fractie van een seconde voor te bereiden op het leveren van een geweldige lichamelijke prestatie. In feite wordt ons lichaam voorbereid op de twee reacties die er in een gevaarlijke situatie mogelijk zijn: vechten of vluchten. De lichamelijke reactie zorgt ervoor dat je dus heel hard kunt vechten of heel hard kunt weglopen. Beide reacties zijn gericht op lijfsbehoud. Of je lichaam klaar is voor zo'n geweldige lichamelijke reactie, merk je aan de volgende verschijnselen:

- je hart gaat sneller kloppen ('klopt in de keel');
- je gaat sneller ademhalen (hyperventileren);
- je gaat trillen (je spieren spannen zich) (je 'staat te trillen op je benen', 'staat stijf van de angst');
- je pupillen vernauwen zich ('blind van angst worden').

Tegelijkertijd gebeurt er in je lichaam van alles wat je niet (direct) merkt:

- je bloedsuikerspiegel stijgt (dan hebben je spieren meer suiker om te verbranden);
- de huiddoorbloeding gaat omlaag (je wordt bleek);
- je spijsvertering vertraagt;
- het adrenalinegehalte in je bloed stijgt.

Het geheel van deze lichamelijke reacties wordt door onze hersenen benoemd als angst, angst voor hetgeen de lichamelijke reactie heeft opgeroepen. Psychische gevolgen van langdurige stress zijn bijvoorbeeld snel kwaad worden, zeer geïrriteerd zijn, concentratieproblemen en depressies. We gaan goed om met stress als we ervoor zorgen dat de stress verminderd wordt (minder werk aannemen, prettiger werkomstandigheden creëren, erover praten) en meer ontspanning nemen.

In het navolgende bekijken we minder goede manieren van omgaan met angst.

4.1   Langdurig niet-onderkende angst

Wij hebben gezien dat in een gevaarlijke situatie ons lichaam zich opmaakt voor een geweldige prestatie. Dit gaat gepaard met het produceren van veel hormonen. We staan dan te trillen op onze benen, ons hart klopt in onze keel, we hijgen, enzovoort. Meestal weten we heel goed waarvoor we bang zijn. We werken dan net zo lang tot de bron van onze angst verdwenen is; dan keert de rust weer.

Meneer Karelsen is in zijn auto op weg naar zijn werk. Terwijl hij de voorrangsweg opdraait, komt er van links met hoge snelheid een auto aangereden die hem op een haar na raakt. Meneer Karelsen kan nog net remmen. De andere bestuurder vliegt van de weg af en komt op het fietspad tot stilstand. Deze stapt uit en komt, duidelijk gestresst, op meneer Karelsen af. Hij foetert hem uit: 'Kun je niet uitkijken?'. Meneer Karelsen zit verdoofd achter het stuur, zijn handen trillen, zijn hart bonkt in zijn keel, hij zweet en hij ademt zwaar. Met moeite stapt hij uit, hij kijkt de ander aan en schreeuwt: 'Als je nu niet maakt dat je wegkomt, dan schop ik je die auto in, kijk in het vervolg uit'. Als de man wegloopt scheldt meneer Karelsen, geheel tegen zijn gewoonte in, hem nog eens flink uit.

Met angst kan er het een en ander misgaan in een mensenleven. Op de eerste plaats is de ene mens banger aangelegd dan de andere. Het kan dus zo zijn dat je met een angstig gestel geboren bent. Op de tweede plaats kun je ergens bang voor zijn zonder dat je weet waarvoor je bang bent. Vaak is dit het geval wanneer je in een dilemma verkeert, bijvoorbeeld als je vindt dat het slecht gaat op je werk, maar je durft er niets van te zeggen uit angst ontslagen te worden. De angst blijft dan bestaan. We noemen dit *langdurig niet-onderkende angst*.

Ook kan het zijn dat je de niet-onderkende angst op iets anders projecteert en een fobie ontwikkelt. Bij een fobie komt de niet-onderkende angst vrij op een plek die niets of bijna niets te maken heeft met de oorzaak van de angst. Je krijgt dan een paniekaanval op een, in jouw ogen, willekeurige plek. Om nu te voorkomen dat je weer zo'n paniekaanval krijgt, ga je die plek vermijden. Langzamerhand ga je echter steeds méér plekken vermijden, plekken die allemaal lijken op de plek waar je de eerste paniekaanval kreeg. Zo wordt je wereld steeds kleiner en blijf je uiteindelijk alleen nog maar thuis.

Mevrouw en meneer Beuke zijn tien jaar getrouwd. Mevrouw Beuke was huisvrouw, haar man was als vertegenwoordiger vaak van huis. In het begin van hun huwelijk probeerde mevrouw Beuke haar man te overreden om vaker thuis te blijven, maar hij wimpelde dat steeds af. Na enige jaren begon zij bang te worden wanneer ze in drukke situaties kwam. Als ze bijvoorbeeld op een zaterdag bij de slager stond en het was er druk en benauwd, kreeg ze het warm en voelde zich duizelig worden. Ze ging dan snel naar huis, en knapte daar weer op. Langzamerhand ging ze steeds meer plaatsen vermijden en uiteindelijk bleef ze voortdurend binnen. Haar man nam steeds meer taken van haar over en kwam vaker naar huis. Vaak was ze bang dat ze haar man te veel belastte. Toen ze eenmaal geheel aan huis gebonden was, ging ze zich toeleggen op poetsen.

Een ander gevolg van langdurig niet-onderkende angst is dat je stresssysteem gaat werken zonder dat je weet waarom. Je interpreteert de hartkloppingen en het sneller ademhalen als een lichamelijke ziekte. Het sneller ademhalen (hyperventileren) leidt tot verschijnselen als: sterretjes zien, koude of klamme handen, duizeligheid en het gevoel door de knieën te zakken. Sommige mensen menen dan dat ze iets lichamelijks mankeren en gaan naar de dokter. Deze stelt hen gerust. Dat is een opluchting. Deze opluchting is als een beloning voor het doktersbezoek, en vermindert het nare gevoel. Maar na verloop van tijd raken ze toch ontevreden over het resultaat van het doktersbezoek en realiseren zich dat er toch iets mis is.

Een ander vervelend gevolg van langdurig niet-onderkende angst kan zijn dat mensen merken dat iets doen (een werkje uitvoeren) leidt tot vermindering van de angst. Ook hier is de vermindering van de angst een beloning, die ertoe leidt dat men hetzelfde werkje steeds vaker gaat doen. Maar wanneer men ermee stopt komt de angst weer terug. De persoon in kwestie probeert deze angst nu tegen te gaan door het karweitje steeds perfecter uit te voeren. Zo ontstaan dwanghandelingen. Op dezelfde manier ontstaat het dwangdenken: men merkt dat de angst vermindert als men ergens anders aan denkt, en probeert dus steeds vaker aan iets anders te denken. Vaak zijn de gedachten van angstige personen echter ook angstaanjagend. Zo kan iemand die ontevreden is over het gedrag van zijn partner maar dat niet durft toe te geven uit angst hem of haar te verliezen, angstbeelden krijgen waarin men ziet dat men zijn partner iets aandoet. Het is dan een hele opluchting om ergens anders aan te denken, bijvoorbeeld dat men toch van zijn partner houdt en die graag wil knuffelen.

> Meneer Van der Keizer is een zeventigjarige man. Hij heeft zijn leven lang hard gewerkt als onderaannemer en is op zijn drieënzestigste met pensioen gegaan omdat hij de drukte niet meer aankon. Zijn vrouw was toen al tien jaar dood. Hij was gewend geraakt aan het alleen leven, maar na zijn pensionering wist hij het gat niet meer op te vullen en vereenzaamde hij. Toen de renovatie van de volksbuurt waar hij woonde begon, moest hij tijdelijk logeren in een verzorgingshuis. Daar had hij het goed naar zijn zin. Na zijn terugkeer thuis kreeg hij last van buikklachten. Zijn huisarts adviseerde hem vezelrijk voedsel te eten en zich wat meer te ontspannen. Meneer Van der Keizer was er echter van overtuigd dat hij een gigantische verstopping in zijn lijf had en ging vanaf die tijd zeer dwangmatig met de toiletgang om. Hij zat uren op de wc in de overtuiging dat hij te weinig poepte en praatte nergens anders over met de wijkziekenverzorgende. Hij dronk en at alleen nog maar datgene waarvan bekend was dat het laxerend werkt en ontwikkelde hierop een flinke diarree.

4.2 Gevoelens die mensen met langdurig niet-onderkende angst bij anderen oproepen

We hebben gezien dat langdurig niet-onderkende angst de volgende gedragingen kan oproepen:

- vaak naar de dokter gaan in de overtuiging dat er iets is dat de dokter over het hoofd ziet (hypochondrie);
- fobieën;
- dwanghandelingen en dwanggedachten.

Al deze gedragingen roepen bij anderen verwondering en verbazing op. Ze kunnen ook ergernis oproepen. Dit is begrijpelijk; immers, dergelijk gedrag dient in de ogen van de buitenstaander geen redelijk doel, terwijl de lijder aan deze kwalen meestal niet kan uitleggen waarom hij zich zo gedraagt. Bovendien is het gedrag niet bespreekbaar. De persoon in kwestie weet vaak zelf niet waarom hij zich zo gedraagt; bespreking van dit gedrag leidt dan vaak tot een verhoging van de angst, en dat leidt weer tot een versterking van het gedrag. Bovendien maakt een angststoornis mensen ook wat 'eenzelvig', dat wil zeggen ze houden meer rekening met hun eigen vaste gedragspatroon dan met de gevoelens van anderen. Tegelijkertijd laten dwangmatige en fobische mensen vaak merken dat ze aan hun kwaal lijden; maar hulp bieden is heel moeilijk.

Hypochonders geven aan dat er iets mis is met hun lichaam, maar vaak is de gevreesde kwaal buiten alle proporties en slaagt de hulpverlener er niet in om hen voldoende gerust te stellen, wat hij ook probeert. Hierdoor voelt de hypochonder zich bijna nooit serieus genomen.

De psycholoog raadt meneer Van der Keizer aan zich op te laten nemen in een psychiatrisch ziekenhuis. Tegen zijn zin doet hij dat, maar hij stelt als voorwaarde dat hij in drie maanden genezen moet zijn. Op de afdeling valt op dat hij gespannen raakt als hij met veel mensen (vooral vrouwen) in contact komt. Hij ontkent dit echter; op de bouw was hij immers de stoere jongen. Over zijn contacten met vrouwen laat hij zich niet uit. Op verzoek van de psycholoog noteert hij de mate van buikpijn twee weken lang elk uur.

Uit deze registratie blijkt dat zijn buikpijn inderdaad toeneemt als hij in contact geweest is met anderen. Zelf is hij maar half overtuigd. De psycholoog geeft aan dat hij best lichamelijk iets kan mankeren, maar dat spanningen altijd van invloed zijn op de buik. Meneer Van der Keizer leert zich ontspannen en de pijn wordt veel minder. Na drie maanden gaat hij weliswaar niet geheel genezen maar in elk geval tevreden naar huis.

4.3 Valkuilen in de omgang met mensen die lijden aan angststoornissen

In de omgang met mensen die lijden aan angststoornissen worden nogal eens fouten gemaakt. In de eerste plaats proberen veel mensen de angstige persoon gerust te stellen, al weet de angstige persoon vaak heus wel waarvoor hij bang is en ook dat hij eigenlijk niet bang hoeft te zijn; praten helpt dus niet.

Ook probeert men vaak de handelingen die iemand verricht om de angst te verminderen, tegen te houden. Dit levert echter meestal enorm sterke angst en verzet op bij de persoon die aan de angststoornis lijdt.

4.4 Methodische benadering van ouderen die lijden aan angststoornissen

4.4.1 Stap 1: informatie verzamelen

Bij alle vormen van angststoornissen is het van belang de volgende informatie te verzamelen:

- Op de eerste plaats moeten we weten of er in het verleden maatregelen getroffen zijn door deskundigen om het angstige en/of dwangmatige gedrag te beteugelen; hierbij kun je denken aan het voorschrijven van medicatie, het hanteren van een beloningssysteem of de afspraak om bij opleving van de klachten de deskundige weer te raadplegen.
- Ook moeten we weten wat precies de uitingen van de angststoornis zijn; bijvoorbeeld heeft de oudere fobische of hypochondrische klachten?
- Welk gedrag vertoont de oudere als hij angstig wordt (paniekaanvallen, extra wassen, meer klagen over de lichamelijke toestand)?
- Wat gaat er vooraf aan een toename van de angstklachten?
- Wie ondervindt hinder van het gedrag: vindt de oudere zelf het gedrag hinderlijk of hebben alleen de omstanders er last van?
- Hoe lang duurt de toename van de klachten?
- Wat doet de oudere zelf om de klachten te verminderen (rust nemen, zich afzonderen, afleiding zoeken)?
- Krijgt de oudere extra aandacht wanneer hij angstig en/of angstbezwerend gedrag vertoont?
- Schiet de oudere tekort in zijn zelfzorg?

Wat betreft dit laatste punt: het is belangrijk de problemen in de zelfzorg op te sporen, omdat op grond daarvan de behoefte aan zorg ingeschat kan worden. Daarbij moet op het volgende worden gelet:

Neemt de oudere voldoende voedsel en vocht tot zich?
Misselijkheid en braken kunnen een uitingsvorm zijn van angst en een aanleiding om niet te eten en te drinken ('van angst niks door de keel kunnen krijgen'). Vaak

hebben angstige ouderen geen zin in eten of drinken. Het tegenovergestelde komt echter ook voor. Sommigen eten hun angst als het ware weg. Het eten en drinken is voor hun een afleiding. Op die manier proberen ze niet aan hun angsten te denken.

Krijgt de oudere voldoende zuurstof?

Bij een angstige oudere kunnen we soms een versnelde en diepere ademhaling waarnemen. De opname van zuurstof in de longen wordt daardoor gemakkelijker, omdat de vertakkingen van de luchtpijp zich verwijden. Zo kan iemand die plotseling angstig wordt, uitroepen: 'Wat is het hier ontzettend benauwd' of gaan hyperventileren. Angst kan ontstaan als gevolg van een tekort aan zuurstof. Het omgekeerde kan echter ook waar zijn: er ontstaat een zuurstoftekort ten gevolge van angst.

Is er een evenwicht tussen activiteit en rust?

De oudere die angstig is, ervaart spanningen. Deze kunnen leiden tot pijn, rusteloosheid, slapeloosheid en snel geïrriteerd zijn. Bij langdurige spanningen voelen we ons moe. Geen wonder, de spanningen vergen veel energie.

Is er een evenwicht tussen de mate van op zichzelf staan en sociaal contact?

Ouderen die angstig zijn, voelen zich niet prettig. Ze zijn gespannen, onzeker en nerveus. Dit uit zich bijvoorbeeld in nagels bijten, onrustig heen en weer lopen, heel druk of juist heel stil zijn. Sommige ouderen gaan het liefst anderen uit de weg, omdat ze niet over hun angsten kunnen praten. Ze isoleren zichzelf, zijn bang om afgewezen te worden en zitten boordevol schuld- en minderwaardigheidsgevoelens. Anderen zijn juist wel in staat, zij het moeizaam, met anderen te praten over hun angsten. Maar het is moeilijk om hierover te vertellen en sommigen schamen zich ervoor.

Meneer Van der Keizer is al enige jaren in staat om met behulp van gespecialiseerde thuiszorg zelfstandig te functioneren. Dagelijks komt er iemand om hem te ondersteunen bij de zorg voor zichzelf en het onderhoud van zijn woning. Wekelijks maken zij gezamenlijk zijn woning schoon. De verzorgende constateert echter dat meneer in toenemende mate aangeeft zich niet prettig te voelen en derhalve nemen de buikklachten toe. Meneer weet niet waar dit gevoel vandaan komt en naarmate de buikklachten verergeren zegt hij vaker dat hij bang is om dood te gaan. Deze gedachte roept bij hem zo'n angst op, dat hij het steeds benauwder krijgt, bang is om te stikken en gaat hyperventileren. De verzorgende raadpleegt haar team.

4.4.2   Stap 2: het probleem formuleren

De probleemstelling als het gaat om ouderen die lijden aan angststoornissen, kan verschillende elementen bevatten. Een heel belangrijk punt is de vraag: voor wie is wat een probleem? Dit lijkt een open deur, maar bij mensen die lijden aan angst-stoornissen is dit een zeer belangrijk punt.

De oudere kan van verschillende dingen last hebben:

- Hij kan ervaren dat hij, ondanks al zijn pogingen om de angst te onderdrukken, toch nog angstig is; dit komt vooral voor bij fobische mensen.
- Hij ervaart zelf dat hij erin slaagt zijn angst met allerlei angstbezwerend gedrag te onderdrukken, maar zijn omgeving geeft aan dat zijn gedrag hinderlijk is voor anderen (bijvoorbeeld: de oudere bezweert zijn angst door elke ochtend anderhalf uur zijn handen te wassen, maar de omgeving vindt het hinderlijk dat hij niet aan het ontbijt verschijnt).
- De oudere ondervindt zelf ook hinder van zijn gedrag. In dat geval staan we sterk; we kunnen dan samen kijken naar de mogelijkheden om de angst af te remmen of het aantal pogingen om de angst te bezweren te verminderen.
- Voor de probleemstelling kan het van belang zijn ervoor te zorgen dat de oude-re met zijn angstbezwerend gedrag minder aandacht krijgt van zijn omgeving. Vooral bij hypochondrische ouderen komt dit nogal eens voor; zij klagen en krijgen daardoor extra aandacht. Van belang is nu te weten of de oudere zich bewust is van dit verband tussen klagen en aandacht.
- Doordat het leven van de oudere wordt beheerst door angst, is hij in mindere mate in staat om voor zichzelf te zorgen. Hij schiet als het ware tekort in zijn eigen zelfzorg.

> Uit de informatie die is verzameld, blijkt dat meneer Van der Keizer zijn medicatie de afgelopen twee weken niet trouw heeft ingenomen. Tevens blijkt hij zich zorgen te maken over een brief van de huurdersvereniging. Meneer heeft een huurach-terstand van enige maanden en dreigt zijn woning uitgezet te worden als hij niet binnen vier weken betaalt. Zijn angst uit zich in lichamelijke klachten als buik-klachten, misselijkheid en braken, benauwdheid, het gevoel te stikken en hyper-ventilatie. Deze klachten verergeren doordat meneer voortdurend denkt dood te gaan. Hij is bang voor de dood en alleen al de gedachte eraan maakt hem panisch. Meneer lijdt erg onder deze situatie, maar hij is niet in staat om adequaat met zijn angst om te gaan; de angst neemt daardoor eerder toe dan af.

Met betrekking tot dit voorbeeld kunnen we de volgende probleemstelling formu-leren:

1 Meneer is in toenemende mate angstig, wat mogelijk samenhangt met het onregelmatig innemen van zijn medicatie en de dreigende huisuitzetting.
   De angst uit zich in buikklachten, misselijkheid en braken, benauwdheid, het gevoel te stikken, hyperventilatie en het gevoel dood te gaan.
2 Meneer is onvoldoende in staat de mogelijke symptomen van zijn angst te her-kennen en maatregelen te treffen om deze angst beheersbaar te maken.

4.4.3 Stap 3: de doelstelling formuleren

Het is slechts bij hoge uitzondering mogelijk om de angst weg te nemen. Beter is het te streven naar het beheersbaar maken van het angstbezwerend gedrag. Een belangrijke doelstelling kan zijn het bespreekbaar maken van het angstbezwerend gedrag. De oudere weet meestal maar al te goed dat hij gehandicapt is door zijn angststoornis en heeft allang geleerd dat hij ondanks alle pogingen toch bang blijft voor dingen waarvoor anderen niet bang zijn. Hij zal, terecht, van mensen met minder levenservaring niet aannemen dat de angst te 'genezen' is. Vervolgens kun je samen met de oudere streven naar een 'hoeveelheid' angstonderdrukkend gedrag die net genoeg is om de angst te onderdrukken, maar die het dagelijkse leefritme niet verstoort. Vanzelfsprekend kun je hierbij een deskundige raadplegen die kan adviseren inzake medicatie en/of een andere benadering.

> Als doelstelling werd geformuleerd dat meneer Van der Keizer in staat moet zijn de signalen van de opkomende angst te herkennen en in te grijpen als de angst toeneemt. Hij moet leren de angst hanteerbaar te maken. Door het verminderen van de angst zal de kwaliteit van zijn bestaan toenemen. Het hyperventileren zal afnemen, waardoor hij zich prettiger gaat voelen.

4.4.4 Stap 4: brainstormen over ideeën en oplossingen

Bij het brainstormen gaat het om de volgende zaken (in de volgorde van het stappenplan).
- Bedenk manieren om de angst beheersbaar te maken met behulp van niet-hinderlijk gedrag; anders gezegd: welke activiteiten kunnen de oudere afleiden van zijn angst?
- Is er een vertrouwensband met de oudere op te bouwen waardoor zijn angst vermindert?
- Kunnen we de oudere helpen zijn klacht en de wens ter behandeling goed te formuleren, zodat andere hulpverleners adequater kunnen helpen?

In het algemeen geldt: streef naar niet meer dan zeer kleine veranderingen.

> Bij het brainstormen was men vlug klaar; iedereen was het erover eens dat de huisarts of de Riagg zou moeten adviseren. Omdat de huisarts doorverwijst naar de Riagg, werd al snel besloten de huisarts te raadplegen.

4.4.5   Stap 5: de benaderingsmethode kiezen en een plan van aanpak opstellen

Bij het kiezen van de benaderingsmethode staat één ding voorop: het moet een methode zijn waaraan de oudere kan en wil meewerken. Iedere verandering in benadering of medicatie waarmee de oudere niet heeft ingestemd, zal leiden tot meer angst en dus tot verzet. Een verandering in de benadering bij ouderen met angstklachten is alleen mogelijk als er een deskundige geraadpleegd is.

De huisarts verwees meneer Van der Keizer door naar de Riagg. Daar werd hij lichamelijk onderzocht, om lichamelijke klachten uit te sluiten. Meneer Van der Keizer bleek een kleine maagzweer te hebben, die behandeld werd. Ook werd er een maatschappelijk werker ingeschakeld, die het probleem van zijn huurschuld oploste. Het verzorgingsteam kreeg van de psycholoog de taak de angst van meneer nauwkeurig in kaart te brengen door observatie en registratie. Hij adviseerde om meneer kalm toe te spreken als hij angstig was, en hem bijvoorbeeld ademhalingsoefeningen te laten doen, oefeningen die hij bij de psycholoog geoefend had. Het is belangrijk om meneer terug te halen naar de realiteit wanneer hij denkt dood te gaan. Afgesproken werd dat de verzorgenden hem duidelijk zouden maken dat hij niet dood gaat, maar dat deze gedachte een gevolg is van het lichamelijk onbehagen ten gevolge van de hyperventilatie. De overtuiging dat hij dood gaat houdt de hyperventilatie in stand. Wordt deze gedachte doorbroken door hem te kalmeren of af te leiden, dan leert men hem controle te krijgen over deze situatie.

4.4.6   Stap 6: de uitvoering van het plan

Bij de uitvoering is het belangrijk om vol te houden; vaak is men immers geneigd te denken dat de klachten over zijn nadat men de oudere het verband tussen zijn lichamelijk onwelbevinden en zijn angst om dood te gaan heeft uitgelegd. Niets is echter minder waar. Het duurt een hele tijd voordat een angstige oudere dit verband ook in de praktijk ervaart. Van belang is de oudere te prijzen als er een lichte vooruitgang is geboekt. Ook is het van groot belang de oudere te steunen in zijn pogingen het probleem bij een deskundige op de juiste manier onder woorden te brengen. Het is dus van belang om een vertrouwensband op te bouwen.

De psychiater schrijft een medicijn tegen depressies voor, omdat gebleken is dat dat ook vaak helpt tegen angst. Bovendien krijgt meneer Van der Keizer angstverminderende medicijnen die hij zelf mag innemen als hij angstig wordt. Meneer zal bijhouden wat de voortekenen van zijn angst zijn en hoeveel medicijnen hij inneemt. De wijkverpleegkundige controleert de hoeveelheid medicijnen die hij inneemt.

4.4.7   Stap 7: evaluatie

Bij de evaluatie zijn de volgende vragen van belang:
- Is de angst afgenomen?
- Is het gedrag beheersbaar geworden?
- Slaagt de oudere er (beter) in om zijn probleem adequaat onder de aandacht te brengen?
- Kan de oudere de signalen van angst herkennen en dusdanige maatregelen nemen dat de angst minder wordt?

De eerste tijd moest de wijkverpleegkundige meneer Van der Keizer nog stimuleren om de extra medicatie in te nemen, hijzelf wilde er zuiniger mee zijn. Hij liet zich vooral geruststellen door de verzorgenden die het meest kwamen; om die reden werd ervoor gekozen een vaste verzorgende te benoemen.

5

Achterdocht bij ouderen

5.1 Wat is achterdocht?

> Stel je loopt op straat en er loopt al enige tijd iemand achter je aan. Je denkt: 'Wat moet die vent van me?' Later zie je dat de 'achtervolger' op een adres in jouw straat moet zijn en haal je opgelucht adem. Ben je nu achterdochtig?

Achterdocht betreft een verkeerde opvatting die iemand heeft over de werkelijkheid waaraan hij vasthoudt. Veelal laat de achterdochtige oudere zijn verkeerde opvatting door niet terzake doende feiten bepalen en hij ziet die feiten als een bevestiging van zijn – verkeerde – opvatting. Deze opvatting is eigenlijk een verklaring voor gebeurtenissen, en die komt er meestal op neer dat anderen eropuit zijn hem te benadelen. Bij ouderen kan de achterdocht gericht zijn tegen personen die hem verzorgen en tegen organisaties, zoals de regering en de politie. Vaak ontstaat de indruk dat achterdochtige ouderen hun frustraties op iets richten en dan alles wat er gebeurt uitleggen als een bevestiging van hun achterdochtige ideeën.

5.1.1 Hoe ontstaat achterdocht?

Bij achterdocht is er dus sprake van een foutieve overtuiging waaraan de persoon in kwestie vasthoudt. Heel veel achterdocht ontstaat doordat men vooral met zijn gevoel naar een situatie kijkt, en daardoor de dingen niet meer zuiver ziet. Een voorbeeld zal dit verduidelijken. Stel je bent enigszins doof, je hebt moeite om een gesprek te volgen. Plots hoor je een eindje verderop je naam vallen, maar je kunt de rest van de opmerkingen niet volgen. Nu ontstaat er een sterke angst: 'Ze zeggen toch niets verkeerds over me?' Nu loop je de kans om de rest van wat verteld wordt verkeerd te interpreteren. Dit overkomt veel ouderen in situaties waarin ze vooral gevoelsmatig reageren. Er zijn verschillende aanleidingen voor:
- doofheid;
- te lang achter elkaar alleen zijn/weinig contacten/eenzaamheid;

- afhankelijk zijn van hulpverleners en geen zicht hebben op wat de hulpverlener op een zeker moment aan het doen is;
- te weinig prikkels krijgen/weinig afleiding/weinig activiteiten;
- vergeetachtigheid, bijvoorbeeld wel weten dat je een beurs hebt, maar niet meer weten waar je die hebt gelaten;
- psychische ziekten als schizofrenie.

We moeten niet vergeten dat achterdocht een poging van de mens is om zichzelf te verdedigen. De achterdochtige (oudere) mens investeert veel om zichzelf te verdedigen. Tegelijkertijd heeft zijn gedrag echter een onbedoeld bijeffect: hij houdt niemand meer over om zich aan te hechten, hij is immers voor iedereen op zijn hoede. Dit leidt tot frustratie en eenzaamheid, hetgeen weer kan leiden tot nog grotere achterdocht.

Het echtpaar Van der Kaal bewoont al zestig jaar een boerderijtje op het platteland. Beiden zijn de laatste maanden doof en slecht ter been. De thuiszorg wordt ingeschakeld om hen te wassen en/of te douchen. Mevrouw klaagt al enige tijd over slechtziendheid, maar is er moeilijk toe te bewegen naar de oogarts te gaan. Op een ochtend worden de huisarts en de Riagg gewaarschuwd door de wijkziekenverzorgende. Mevrouw laat echter niemand binnen en men hoort meneer gillen dat ze achter hem aan zitten. Na veel overreding van hun zoon mogen de hulpverleners binnenkomen. Wat blijkt: meneer heeft al enige tijd niets gegeten omdat hij het eten niet vertrouwt. Gisteren is hij gevallen, tijdens een nachtelijk onweer met enige harde donderslagen. Hij heeft zich naar bed kunnen slepen, maar beiden waren ervan overtuigd dat er inbrekers in huis waren. 's Ochtends werden zij door de thuiszorg hevig ontdaan aangetroffen in bed.

5.2 Gevoelens die achterdochtige ouderen oproepen bij verzorgenden

De gevoelens van verzorgenden ten aanzien van mensen die achterdochtig zijn kunnen, vooral in het begin, nogal heftig zijn. Zeker als men zelf beschuldigd wordt van onware feiten (diefstal, verkeerde bejegening) kan de reactie zeer fel zijn. De verzorgende wordt op haar ziel getrapt en zit emotioneel klem; immers zij voelt zich onterecht beschuldigd, terwijl zij zichzelf tegelijkertijd verantwoordelijk voelt en de foute opvatting van de oudere wil rechttrekken. Dit dilemma kan leiden tot een reactie bij de verzorgende die de achterdocht bij de oudere doet toenemen. De verzorgende gaat te snel in op de beschuldiging, waardoor de oudere in zijn achterdocht denkt: 'Raak! Díe heeft het gedaan, kijk maar hoe zenuwachtig zij wordt.'
Een andere fout die veel gemaakt wordt is dat de achterdocht genegeerd wordt, waardoor het gevoel van frustratie bij de oudere nog meer toeneemt. Hij voelt zich

niet serieus genomen en geeft dat aan met: 'Je gelooft me toch niet'. Hierbij loop je bovendien de kans dat er tussen alle beschuldigingen een daadwerkelijk klopt en niemand er meer aandacht aan besteedt.

> Na veel praten door de Riagg-verpleegkundige wordt meneer Van der Kaal opgenomen in een ziekenhuis, waar al snel blijkt dat hij er zeer slecht aan toe is. Na enige dagen overlijdt hij. Mevrouw blijft alleen in haar huis wonen en krijgt begeleiding van de thuiszorg. Met veel praten lukt het om haar lid te laten worden van tafeltje-dek-je. Drie van de vier maaltijden eet ze (gedeeltelijk) op, de rest weigert ze, vooral als het een 'buitenlands' menu is. Dat stuurt ze terug met de mededeling dat ze niet vergiftigd wil worden. Met veel aansporing verzorgt ze zichzelf, maar ze weigert om naar buiten te gaan: ze is ervan overtuigd dat ze overvallen zal worden. Als bewijs daarvoor heeft ze allerlei krantenknipsels verzameld. De thuiszorg stuurt om de drie weken een nieuwe verzorgende, omdat mevrouw de verzorgenden er steeds van beschuldigt op haar geld uit te zijn. Vaak moet de verzorgende eerst een kwartier praten voor zij binnen mag komen.

5.3 Valkuilen in de omgang met achterdochtige ouderen

Er zijn enige valkuilen in het omgaan met achterdochtige ouderen; de eerste hebben we al geschetst: te snel ingaan op de beschuldigingen van de achterdochtige oudere. Een ander gevaar is het vermijden van de achterdochtige oudere, omdat deze een emotionele druk op je legt. Een derde valkuil is dat bij de verzorgenden de gedachte postvat dat ze altijd maar op het gespreksonderwerp dat de oudere aankaart moeten ingaan. Dit leidt vaak tot het uit elkaar groeien van oudere en verzorgende. Immers, de oudere kaart zijn favoriete gespreksonderwerp aan, dat betrekking heeft op zijn achterdocht. De verzorgende weet niet hoe ermee om te gaan en probeert het te vermijden of geeft een halfslachtig antwoord. Dit leidt voor beide partijen tot frustratie. De oudere denkt: ze gaan niet serieus op mijn beleving in. De verzorgende denkt: ik kan hier ook nergens anders over praten dan over de achterdocht. In deze situatie vergeet men eerst te bekijken wat de juiste benadering van de oudere is en men heeft ook geen oog voor de andere gespreksonderwerpen en activiteiten van de oudere. Dat dit alles snel kan leiden tot grote eenzaamheid van de oudere, behoeft geen betoog.

5.4 Methodische benadering van achterdochtige ouderen

5.4.1 Stap 1: informatie verzamelen

1 De eerste stap die nooit overgeslagen mag worden bij achterdocht is de controle van de zintuigfuncties. Er kan immers veel worden rechtgezet door de zintuigfuncties te verbeteren. Ga na (observeren) of laat een arts nagaan of de oudere voldoende ziet en hoort. Bij mevrouw Van der Kaal is bijvoorbeeld sprake van slechtziendheid, wat haar achterdocht zou kunnen versterken. Het is belangrijk om te observeren in hoeverre de slechtziendheid van invloed is op het al dan niet opbloeien van de achterdocht.

2 Een belangrijke vraag is: is de achterdocht gericht op personen in de buurt of is de achterdocht breder, dat wil zeggen: reageert de oudere zijn frustraties af door groepen mensen of instanties te beschuldigen van allerlei kwade zaken?
Mevrouw Van der Kaal is ervan overtuigd dat ze buitenshuis overvallen wordt en om haar overtuiging te ondersteunen verzamelt ze krantenknipsels. Zij ervaart de buitenwereld als haar vijand. In haar situatie is de achterdocht gericht op de buitenwereld.

3 Vastgesteld moet worden wat de inhoud van de achterdocht is: waar gaat het over? Ook moeten we bepalen onder welke omstandigheden de achterdocht toeneemt: wat gaat er vooraf aan de opleving van de achterdocht; wordt de oudere ergens door geprikkeld voordat de achterdocht heviger wordt; is hij achterdochtiger bij een bepaalde verzorgende; laait de achterdocht op als de oudere te snel benaderd wordt, bijvoorbeeld als we te snel aandringen op zelfverzorging?
De achterdocht van mevrouw Van der Kaal houdt in:
- Ze denkt dat ze vergiftigd wordt.
- Ze denkt dat de buitenwereld haar kwaad wil doen (overvallen, bestelen), waardoor ze niet naar buiten wil en ook geen mensen binnen wil laten.

4 Het is van groot belang na te gaan wat er vroeger gedaan werd bij opleving van de achterdocht. Kreeg de oudere medicatie en/of rust aangeboden, is er een bepaalde benadering afgesproken?

5 Het kan heel verhelderend zijn om vast te stellen over welke andere onderwerpen de oudere praat en wat zijn hobby's en bezigheden zijn.

6 Stel vast welke reactie elke verzorgende geeft op de achterdocht en hoe de oudere op deze reactie reageert.

7 In de situatie van mevrouw Van der Kaal is het belangrijk om informatie te verzamelen over haar voedingspatroon:
- Krijgt zij voldoende voedsel en vocht binnen? Dit kan met behulp van een checklist objectief worden vastgesteld.
- Hoe is haar smaak? Oudere mensen hebben vaak minder smaak, waardoor het eten minder lekker of anders smaakt.

8 Ten slotte is het van belang vast te stellen in hoeverre de achterdocht van mevrouw een reactie is op het overlijden van haar man.

5.4.2 Stap 2: het probleem formuleren

Het belangrijkste probleem is de achterdocht; hieruit kunnen weer andere problemen voortvloeien die de gezondheid van de oudere nadelig beïnvloeden.

> In de situatie van mevrouw Van der Kaal dreigt gevaar voor haar gezondheid omdat ze ervan overtuigd is vergiftigd te worden. Ze eet uitsluitend gerechten uit de Hollandse keuken. Mevrouw neemt te weinig voeding tot zich, waardoor ondervoeding kan ontstaan.
> Ook beschuldigt ze de verzorgenden van diefstal. Deze situatie belemmert de verzorgenden in hun werk, omdat mevrouw geen vertrouwen in hen heeft. Ze is ook niet in staat om anderen te vertrouwen, omdat ze de wereld ervaart als één grote bedreiging. Iedereen is eropuit om haar te benadelen. Mevrouw kan door deze situatie in een sociaal isolement raken.

Het probleem kan als volgt samengevat worden: Mevrouw Van der Kaal wordt in haar dagelijks functioneren belemmerd door een verstoorde waarneming en achterdocht. Hierdoor:
* is mevrouw niet in staat om een vertrouwensrelatie aan te gaan en te onderhouden;
* beschuldigt ze de verzorgenden van diefstal, wat voortkomt uit haar achterdocht en mogelijke slechtziendheid;
* wil ze de verzorgenden niet binnenlaten, in de overtuiging door hen bestolen te worden;
* dreigt ze in een sociaal isolement te geraken;
* dreigt ze te weinig voedingsstoffen binnen te krijgen, omdat ze te weinig voedsel tot zich neemt.

5.4.3 Stap 3: de doelstelling formuleren

We streven feitelijk twee doelen na. Ten eerste proberen we een benadering te vinden die het oplaaien van de achterdocht zoveel mogelijk vermindert of voorkomt. Ten tweede streven we ernaar een relatie op te bouwen met de oudere, waardoor we zicht krijgen op diens functioneren en in noodgevallen bij kunnen sturen.
Het belangrijkste is de gevoelens van achterdocht bij de oudere te verminderen. Zij beïnvloeden immers in negatieve zin het dagelijks functioneren. Met betrekking tot de situatie van mevrouw Van der Kaal kan de volgende doelstelling geformuleerd worden: Mevrouw Van der Kaal vertoont binnen drie weken geen verschijnselen van achterdocht meer en heeft een reëel beeld van de werkelijkheid. Dat wil zeggen:
* zij vertoont geen tekenen van achterdocht meer jegens de verzorgenden;
* ze is in staat om een beginnende vertrouwensrelatie aan te gaan met de verzorgenden;

- ze laat deze zonder problemen haar huis binnen en beschuldigt hen niet meer van diefstal;
- ze vertoont geen tekenen van achterdocht meer jegens het voedsel;
- ze neemt voldoende voeding tot zich, c.q. ze verliest geen gewicht meer.

5.4.4   Stap 4: brainstormen over ideeën en oplossingen

In deze fase inventariseren we de mogelijkheden waarmee de doelstelling kan worden bereikt. In het geval van mevrouw Van der Kaal zijn dat:
- medicamenteuze behandeling. Het is uiteraard de taak van de arts om mevrouw op medicatie in te stellen;
- onderzoek van gehoor- en gezichtsvermogen;
- aanstellen van een of twee vaste verzorgenden. Door de aanwezigheid van een vertrouwd persoon kan mevrouw zich veiliger voelen en kan de achterdocht verminderen;
- duidelijke afspraken met mevrouw maken;
- eerlijkheid en zich houden aan de afspraken;
- gebruik van een checklist voor het voedingspatroon. Deze gegevens zijn nodig om de voedingstoestand van mevrouw te kunnen beoordelen;
- uitzoeken wat mevrouw wel en niet lekker vindt, mogelijk zijn hierover afspraken te maken met tafeltje-dek-je;
- geen discussie over of ontkennning van de denkbeelden van mevrouw. Haar achterdocht zal hierdoor niet verdwijnen en het ontwikkelen van een vertrouwensrelatie kan erdoor bemoeilijkt worden. Je kunt beter twijfel zaaien: 'Ik vind het moeilijk dat te geloven';
- benadruk de realiteit en richt je daarop. Spreek over reële gebeurtenissen en gebruik die om haar af te leiden van de achterdocht. Informeer bijvoorbeeld naar haar liefhebberijen;
- zeg altijd wat je gaat doen en betrek haar bij deze activiteiten.

5.4.5   Stap 5: de benaderingsmethode kiezen en een plan van aanpak opstellen

Pak als eerste het hoofdprobleem aan, in dit geval de achterdocht. Uiteraard is medicamenteuze behandeling belangrijk, maar in combinatie met een juiste benaderingswijze kunnen de gevoelens van achterdocht sterk worden verminderd. Hierdoor kunnen problemen die voortvloeien uit deze achterdocht, ook verminderen of zelfs verdwijnen. In situaties van achterdocht kan bijvoorbeeld voor de volgende benadering gekozen worden:
1. Er worden een of twee vaste verzorgenden aangesteld. Door de aanwezigheid van een vertrouwd persoon kan mevrouw Van der Kaal zich veiliger voelen en kan de achterdocht verminderen.
2. De denkbeelden van mevrouw worden niet bediscussieerd of ontkend. De achterdocht zou hierdoor immers niet verdwijnen en het ontwikkelen van een ver-

trouwensrelatie kan erdoor bemoeilijkt worden. Beter is het een zekere twijfel te zaaien: 'Ik vind het moeilijk dat te geloven'.

3 Benadruk de realiteit en richt je daarop. Spreek over reële gebeurtenissen en gebruik die om mevrouw af te leiden van haar achterdocht. Informeer bijvoorbeeld naar haar liefhebberijen.

4 Zeg altijd wat je gaat doen en betrek mevrouw bij deze activiteiten. Hierdoor kan haar achterdocht verminderen.

5 Geef een positieve bekrachtiging wanneer mevrouw praat over reële zaken. Toon belangstelling. Je kunt bijvoorbeeld zeggen dat je het leuk vindt om met haar over alledaagse dingen te praten. Wees in het contact echter niet te amicaal (bijvoorbeeld haar aanraken, heel vrolijk doen), omdat dit de gevoelens van achterdocht weer kan doen oplaaien. Een neutrale, maar vriendelijke houding is voor haar het minst bedreigend. Mevrouw is niet in staat om een al te vriendelijke, al te vrolijke houding te beantwoorden.

6 Vermijd lachen, fluisteren en zacht praten wanneer mevrouw je wel kan zien, maar niet kan horen wat er gezegd wordt. Achterdochtige ouderen denken vaak dat anderen over hen praten; dit versterkt hun gevoelens van achterdocht.

7 Bedenk een creatieve aanpak om mevrouw te laten eten; bereid bijvoorbeeld samen met haar het ontbijt voor of laat haar zelf de verpakkingen openmaken. Geef haar de gelegenheid eerst aan het brood en dergelijke te snuffelen en besteed daar verder geen aandacht aan.

8 Registreer dagelijks met behulp van een checklist de volgende punten:
- was er sprake van achterdocht;
- wat was de inhoud van de achterdocht, waar ging die over;
- welke omstandigheden gingen mogelijk aan de toename van achterdocht vooraf;
- hoe reageert de oudere op de benaderingswijze:
  a de achterdocht is verdwenen,
  b de achterdocht is sterk verminderd,
  c de achterdocht is enigszins verminderd,
  d de achterdocht is nog actief aanwezig.

Mevrouw Van der Kaal beschuldigt de verzorgenden van diefstal van haar portemonnee met inhoud. De verzorgenden hebben met de psycholoog een benadering voor deze beschuldigingen afgesproken. Zij zeggen: 'U denkt dat wij uw beurs gestolen hebben, maar wij weten dat wij uw beurs niet gestolen hebben. Wat wilt u nu gaan doen?' Mevrouw reageert eerst verontwaardigd op deze benadering, maar naderhand geeft ze toe en vraagt ze de verzorgenden om mee te zoeken. Door deze benadering geeft mevrouw blijk van meer vertrouwen in de verzorging. Zo af en toe vraagt ze zelfs of de verzorgenden een kopje koffie willen meedrinken.

5.4.6 Stap 6: de uitvoering van het plan

In deze fase wordt het plan van aanpak uitgevoerd. Het is nuttig om de benaderingswijze en de reactie van de oudere hierop dagelijks te evalueren. Tijdens de uitvoering wordt dan al duidelijk of het plan effectief is. Let er vooral op of de achterdocht toeneemt. Is dat het geval, dan is de nieuwe benadering toch te belastend voor de oudere. We moeten ons beperken tot het onderhandelen met de oudere en niet meteen alles willen bereiken.

5.4.6 Stap 7: evaluatie

Tijdens de evaluatie wordt vastgesteld of het geformuleerde doel wel, niet of deels behaald is. Ook de benaderingswijze komt aan de orde. Mogelijk zijn in de vorige stap al knelpunten gesignaleerd en besproken.

In het geval van mevrouw Van der Kaal vonden de verzorgenden het moeilijk om geen discussie aan te gaan wanneer zij hen beschuldigde van diefstal of het beramen van een beroving. Toch hadden ze baat bij deze benaderingswijze en brachten ze die actief ten uitvoer. Het resultaat was dat de achterdocht na enige weken minder werd. Mevrouw werd toegankelijker voor de verzorgenden. Echter, bij toename van stress (bijvoorbeeld als de verzorgenden later kwamen dan afgesproken), bleek de achterdocht weer hevig maar kortstondig op te bloeien. Behalve bij een juiste benaderingswijze, had mevrouw ook baat bij duidelijkheid en regelmaat.

6

Wanen bij ouderen

6.1   Wat is een waan?

> Stel je loopt in het halfdonker in het bos, plotseling hoor je een tak kraken en je
> schrikt. Je denkt onmiddellijk: 'Er loopt iemand achter mij'. Je loopt sneller en
> hoort nog wat kraken. Je bent er steeds meer van overtuigd dat je achtervolgd
> wordt. Tegelijkertijd komt de maan op, tussen de schaduwen van bomen denk je
> een man te zien staan. Je vlucht naar huis. De volgende dag blijkt de 'man' een
> deken te zijn geweest die aan een boom hing. Was dit een 'waan'?

Een waan is een niet-corrigeerbare foute overtuiging die in strijd is met de werkelijkheid. De betrokkene ervaart deze als de absolute waarheid. De waan neemt
vaak een centrale plaats in in de denkwereld van de oudere. Zijn denken schiet
tekort in het corrigeren van de foute gedachten. Proberen zo iemand te overtuigen
van het tegendeel heeft vaak een averechts effect; hij voelt zich miskend en gaat
daardoor nog sterker aan zijn overtuiging vasthouden. In de praktijk blijkt echter
dat ouderen met wanen vaak overtuigd blijven van de juistheid van die verkeerde
opvattingen maar tegelijkertijd leren leven met deze belevingen. Met andere woorden: ze zijn zich ervan bewust dat andere mensen hun opvattingen onjuist vinden
en camoufleren deze opvattingen vaak. Dit doen zij om zo normaal mogelijk over
te komen. Vaak lijden deze ouderen dan ook onder de last van het feit dat ze met
bijna niemand kunnen praten over wat hen bezighoudt. Wel kunnen zij praten met
mensen die laten merken dat ze de denkwereld van de oudere met wanen respecte-
ren. Er zijn verschillende soorten wanen:

*   schuld- of zondewaan: de oudere denkt dat hij vroeger een zonde begaan heeft
    en kan zelf geen vergeving vinden;
*   grootheidswaan: de overtuiging in een of ander opzicht buitengewoon belang-
    rijk of van koninklijken bloede te zijn (terwijl dit niet waar is);
*   nihilistenwaan: de ontkenning van het bestaan van zichzelf;
*   armoedewaan: de overtuiging niets meer te bezitten;

- hypochondrische waan: de vaste overtuiging te lijden aan een ernstige onge-
neeslijke ziekte, terwijl dit niet klopt;
- paranoïde waan: de overtuiging dat je achtervolgd wordt of dat je gedachten
afgeluisterd worden;
- jaloersheidswaan: de vaste overtuiging dat je partner vreemd gaat terwijl dat
niet zo is;
- erotische betrekkingswaan: de overtuiging dat een belangrijk of bekend persoon verliefd op je is (bijvoorbeeld een televisiepresentator).

Wanen komen bij ouderen die psychisch ziek zijn vaak voor. In veel gevallen
betreft het ouderen die al langer lijden aan schizofrenie. Veel ouderen met wanen
hebben de gewoonte om alles en iedereen in de waan te betrekken; voor je het weet
speel je als buitenstaander een rol in de ziekelijke denkwereld van de oudere. Zo
kan het zijn dat de oudere denkt dat jij in het achtervolgingscomplot zit.

Mevrouw Rozeboom is al jaren psychisch ziek. Ze is ongehuwd en leeft alleen. Zij
haalt eens per twee weken een injectie met antipsychotische medicatie bij haar
huisarts. Bij tijd en wijle leven haar wanen op, dan denkt zij dat er allerlei mannen
in de buurt rondlopen die uit zijn op seksueel contact met haar en die haar was-
goed stelen. Ze doet dan alleen nog de deur open voor haar huisarts. Deze brengt
de gezinsverzorgende mee die haar verzorgt en hij verhoogt haar medicatie.

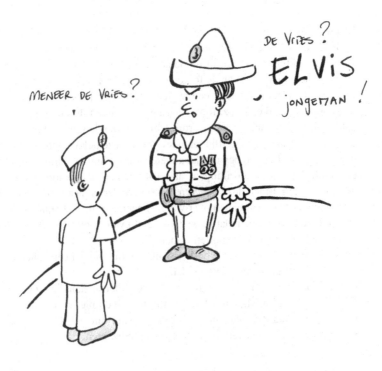

6.2   Gevoelens van de verzorgende bij het omgaan met ouderen die lijden aan een waan

De omgang met ouderen die een waan koesteren, leidt nogal vlug tot ongemakke-lijke gevoelens bij degenen die ermee omgaan. Dit zit hem vooral in twee gege-venheden. Ten eerste trachten veel verzorgenden de oudere die lijdt aan een waan te overtuigen of ze vinden het op zijn minst heel naar dat iemand waarvoor zij zor-gen rondloopt met zulke onjuiste denkbeelden die niet te corrigeren zijn. Op de tweede plaats ontdekken veel verzorgenden dat als ze een grote betrokkenheid tonen, ze al snel deel gaan uitmaken van de ziekelijke leefwereld van de oudere. En dat is nu juist niet de bedoeling. Men wil immers een goede relatie opbouwen, om de persoon in kwestie van zijn foute overtuigingen te 'genezen'; het opbouwen van een warme relatie leidt echter vaak tot een opleving van de waan.

6.3   Valkuilen in de omgang met ouderen die lijden aan een waan

De eerste fout die vaak gemaakt wordt is het proberen te overtuigen van de oudere van de onjuistheid van zijn opvattingen. Dit leidt tot ruzie en/of een bekoeling van de relatie. Een andere fout is het doelbewust neutraal houden van de relatie. Wetende dat de oudere hen in zijn waansysteem betrekt, besluiten veel verzorgen-den tot een zo neutraal mogelijke relatie, waarin dan ook geen plaats is voor warm-te. Dit zet de oudere die lijdt aan een waan in de kou. Hij ontvangt weinig tot geen menselijke warmte meer en raakt emotioneel in een isolement, dat nog meer ruim-te biedt voor de waan. De waan wordt dan ook nog eens gestimuleerd door de pijn van de verlating.

Een nog kwalijker fout is het kleineren van de oudere door mensen die denken in de trant van 'hoe ouder, hoe gekker'; zij schrijven de foute overtuiging toe aan het feit dat men oud is. Op grond daarvan nemen ze een houding aan waaruit deernis en betutteling spreekt. Vanzelfsprekend wordt dit opgemerkt door de oudere en dit leidt weer tot een verheviging van het gevoel dat de waan oproept.

Een vierde fout is de opvatting dat men met de oudere die lijdt aan een waan abso-luut niet kan praten over zijn waan, en dat het praten erover de waan alleen maar zal versterken. Toch hebben ouderen die lijden aan een waan vaak behoefte om te praten over hun beleving, ze leven immers vaak met het besef dat een gedeelte van hun gedachten/opvattingen door anderen niet geaccepteerd en/of begrepen wordt. Zij kunnen zich hierdoor eenzaam voelen in hun eigen wereld.

6.4 Methodische benadering van ouderen die lijden aan een waan

In deze paragraaf passen we weer de stappen van het methodisch werken toe, nu op het omgaan met ouderen die lijden aan wanen.

6.4.1 Stap 1: informatie verzamelen

In de fase van het informatie verzamelen zijn de volgende vragen van belang:
- Hoe ging men tot nu toe met de oudere die lijdt aan een waan om? Is er een omgangsadvies vanuit de psychiatrie of van de behandelend psychiater/psycholoog?
- Wat is er de laatste tijd veranderd in het gedrag van de oudere?
- Welke gebeurtenissen geven aanleiding tot het betrekken van andere mensen in de waan?
- Welke activiteiten voert de oudere uit zonder dat hij het daarbij over de waan heeft? (Dit moeten we weten om deze activiteiten later uit te kunnen breiden.)
- Welke dingen gaan vooraf aan het opleven van de waan: heeft de oudere (meer) ruzie gehad met anderen of is hij een tijd eenzaam geweest?

Mevrouw Rozeboom wordt steeds achterdochtiger. De gezinsverzorgende vindt het niet gemakkelijk om met haar om te gaan. In het begin vraagt ze de verzorgende of die ook zo'n last heeft van die vervelende mannen. Als deze haar gerust probeert te stellen, wordt ze kwaad en kan ze maar met moeite overreed worden om de verzorgende de volgende dag weer binnen te laten. Na consultatie van de psychiater wordt afgesproken om mevrouw niet meer gerust te stellen, maar aan te geven dat het een vervelend gevoel moet zijn om steeds begluurd te worden.

De gezinsverzorgende bouwt langzamerhand een relatie met haar op en stelt verschillende zaken op schrift. Het blijkt dat de achterdocht toenam nadat mevrouw bericht kreeg van de gemeente dat haar huis gesloopt zou worden en er mannen aan de deur kwamen om daarover te praten. Die liet zij niet binnen. Ook bleek dat zij wel elke dag haar boodschappen deed, maar daarbij steeds achterdochtiger werd. Overal zag zij de mannen lopen die haar uit haar huis wilden jagen.

6.4.2 Stap 2: het probleem formuleren

Bij achterdochtige ouderen kunnen er verschillende zaken aan de hand zijn:
- Is er een probleem in de omgang? Dit kan de volgende zaken betreffen:
  - de oudere betrekt iedereen die zich met hem bemoeit in zijn waan, waardoor verzorgenden bijna niet meer met hem om durven gaan;
  - de oudere laat niemand binnen, waardoor verzorging bijna onmogelijk wordt.
- Hoe voorkomen we uitbreiding van de waan?
- Hoe bouwen we een relatie op met de oudere?

- Heeft de oudere zelf last van de waan? Wordt hij bijvoorbeeld zo bang van zijn eigen gedachten dat hij gehinderd wordt in zijn functioneren en levensgeluk?
- Hoe gaan we met de oudere om als hij zich in ons bijzijn uitlaat over zijn waan en er ons bijvoorbeeld van beschuldigt hem te bestelen?

> Een probleem is dat mevrouw Rozeboom – naast haar waan – niets te doen heeft, niemand vertrouwt en daardoor erg eenzaam is. Mevrouw krijgt vertrouwen in de verzorgende en vertrouwt haar toe dat ze haar huis van haar willen afnemen. Zij spreken af dat mevrouw haar problemen voortaan met haar bespreekt omdat ze zo angstig wordt als zij ze met niemand bespreekt.

6.4.3 Stap 3: de doelstelling formuleren

We moeten ons realiseren dat het niet realistisch is de waan geheel te laten verdwijnen, wel kan deze verminderen door middel van medicatie en een gepaste benaderingswijze. We dienen ernaar te streven dat er genoeg verzorgenden zijn die met de oudere een goede relatie hebben zodat zij voor het welzijn van de oudere kunnen zorgen. Ook moeten zij de oudere kunnen beïnvloeden als het gaat om zelfverzorging. Van belang is dat er afspraken gemaakt worden over de minimumeisen in het contact tijdens de periode waarin de oudere hevig lijdt aan de waan. Het is belangrijk dat ouderen die lijden aan een waan een relatie met iemand opbouwen die hun vertrouwen geniet en niet in de waan betrokken wordt.

Een punt van aandacht bij het formuleren van de doelstelling is onze reactie op de oudere: hoe reageren wij als de oudere zijn waanideeën tegenover ons uit? Een belangrijke doelstelling kan zijn het (her)instellen van medicatie die de waan naar de achtergrond dringt.

> Men stelt zich ten doel dat mevrouw Rozeboom zich veilig voelt en informatie tot zich neemt over de sloopplannen van de gemeente, zodat ze een beslissing kan nemen over haar woonsituatie. Ook wil men de relatie met de verzorgende handhaven en een relatie opbouwen met een tweede verzorgende die het werk kan overnemen als de eerste er niet is. Tegelijkertijd wil men mevrouws activiteiten uitbreiden door met haar koffie te gaan drinken als ze boodschappen doet. Zodra dit lukt, gaat men praten over verdere stappen.

6.4.4 Stap 4: brainstormen over ideeën en oplossingen

Bij het brainstormen gaat het om de volgende aspecten:
- Hoe kaarten we het probleem aan bij de deskundige?
- Wie gaat een vertrouwensrelatie opbouwen met de oudere?

- Hoe gaan we dat doen?
- Over welke zaken proberen we een afspraak te maken met de oudere?
- Wie overlegt met de oudere op welke manier we hem zullen benaderen als hij heviger lijdt aan de waan?
- Zijn er verzorgenden die een goede manier van omgaan met de waan van de oudere hebben gevonden?

> De volgende benaderingswijzen worden geopperd: niet meer met mevrouw Rozeboom praten over 'enge' mannen, haar geruststellen, haar zeggen dat ze de contacten door de verzorgende kan laten afhandelen, koffiedrinken op vrijdagochtend omdat mevrouw dan haar boodschappen voor het weekend doet.

6.4.5 Stap 5: de benaderingsmethode kiezen en een plan van aanpak opstellen

Nadat de methode gekozen is, gaan we de uitvoering plannen. Het plan van aanpak zal waarschijnlijk alle onderdelen omvatten die we hierboven beschreven hebben. Zet het plan vooral systematisch op. Het opbouwen van een vertrouwensrelatie gaat vóór alles: je zet tenslotte een vertrouwensrelatie ook niet op het spel omdat je een andere benadering hebt gevonden. Gebruik de vertrouwensrelatie vervolgens om (indien mogelijk) afspraken met de oudere te maken over:

- de wijze waarop de oudere de hinder die hij ondervindt van de waan ter sprake zal brengen:
  - de omgang met de oudere als die zijn waan uit,
  - de methodes die je gebruikt (met behulp van de oudere) om de hinder van de waan te onderdrukken,
  - hoe de oudere met de verzorgende zal omgaan;
- hoe onze benadering in de toekomst zal zijn, zodat een verandering in de benadering niet onverwacht komt en niet leidt tot een opleving van de waan.

> Men besluit mevrouw Rozeboom voor te stellen dat de verzorgende de contacten met de mannen afhandelt. Mevrouw moet daar nog wel even over denken voor ze dit accepteert. De verzorgende legt ook informatie over de sloopplannen van de gemeente voor haar klaar, maar zegt er niets over. Later blijkt mevrouw die toch gelezen te hebben en ze heeft ontdekt dat ze een bejaardenwoning kan krijgen. Ook kiest men ervoor om wekelijks op woensdag koffie te gaan drinken: mevrouw durft niet goed op vrijdag omdat ze dan veel boodschappen bij zich heeft.

6.4.6 Stap 6: de uitvoering van het plan

Ook hierbij gaat het weer om de lange adem. Zorg dat je duidelijk bent voor de oudere, zeker als je het probleem van de waan met hem bespreekt. Laat je bij het bespreken van de nieuwe benadering bijstaan door een deskundige. Kijk hoe de oudere reageert op de nieuwe aanpak. Vaak leidt het bespreken van de waan met de oudere zelf in eerste instantie tot een opleving van de waan, maar het is nu zaak om gestaag door te gaan en duidelijk te blijven.
Evalueer snel of teamleden het makkelijker vinden om de oudere te benaderen als hij zich uitlaat over de waan.

6.4.7 Stap 7: evaluatie

Bij de evaluatie komen de volgende vragen aan de orde:
Is het gelukt om de oudere steun te geven van iemand die hij vertrouwt? Is het gelukt om de teamleden te steunen en samen een andere benadering te hanteren die voor de oudere niet belastend is en de verzorgende meer rust geeft? Kan de oudere de last die hij ondervindt van de waan bespreekbaar maken?

Mevrouw Rozeboom blijkt veel rustiger te zijn geworden en wil nu dat de verzorgende een bejaardenwoning voor haar aanvraagt. Omdat echter wordt voorzien dat een verhuizing haar weer achterdochtig zal maken, wordt besloten om de verzorgende bij mevrouw te laten blijven en de huisarts te vragen haar extra medicatie aan te bieden. Mevrouw beleeft plezier aan het koffiedrinken; ze vindt het wel eng, maar ze doet het toch omdat ze de taart wel erg lekker vindt. Besloten wordt het koffiedrinken voorlopig niet uit te breiden.

HOOFDSTUK 7

Psychosen bij ouderen

7.1   Wat is een psychose?

Een psychose is op de eerste plaats een stoornis in het contact met de realiteit. De symptomen van een psychose zijn:
*   de patiënt ziet/hoort/voelt dingen die er niet zijn (hallucinaties);
*   de patiënt lijdt aan wanen, zowel primaire wanen, die 'spontaan' ontstaan, als 'secundaire' wanen, dit zijn wanen die de vreemde gewaarwordingen verklaren. De patiënt ervaart de vreemde gewaarwordingen als echt en heeft ze in zijn persoonlijkheid ingebouwd;
*   de patiënt leeft in grote angst en onrust.

Mevrouw Hage werkte al jaren als administratief medewerkster bij een groot administratiebedrijf. Ze stond bekend als een plichtsgetrouw en nauwgezet medewerkster, die haar werk goed deed. Ze had weinig contacten op haar werk, ook hoorde men haar nooit over vrienden praten. Na het werk ging ze altijd snel naar huis, waar ze haar oude moeder verzorgde. Op een gegeven ogenblik overleed haar moeder, iets wat men op het werk pas maanden later te horen kreeg. Wel realiseerde men zich toen dat het de laatste tijd slechter met mevrouw Hage ging. Ze was minder toegankelijk en af en toe leek het wel of ze in zichzelf stond te praten en te lachen. Op een maandagochtend verscheen ze niet op haar werk, zonder dat ze zich had afgemeld. Toen men poolshoogte ging nemen, trof men haar luid hallucinerend en scheldend in huis aan. Ze was bijzonder bang als ze benaderd werd. De GGD werd gewaarschuwd en ze werd in een psychiatrisch ziekenhuis opgenomen.

Bij een psychose is de chemische werking van de hersenen dermate verstoord dat eventuele foute veronderstellingen over de werkelijkheid niet meer gecorrigeerd worden. Iedere veronderstelling die de lijder aan een psychose doet over de werkelijkheid is meteen ook waar. Erger nog: fantasieën en angsten, die ieder mens heeft, worden niet meer kritisch bekeken en afgezet tegen de realiteit. Ook wensen en driften worden ongeremd geuit, evenals de tegenhanger van de driften: het 'geweten'. Dit kan een zware strijd opleveren tussen de ongeremde driften en het ongeremde geweten.

De psychotische patiënt leeft dus eigenlijke in een 'ontremde' denkwereld, iedere gedachte neemt meteen werkelijkheidsvormen aan. Hetzelfde gebeurt met zijn angsten en fantasieën.

Hoe kan iemand psychotisch worden? Daarvoor zijn diverse aanleidingen mogelijk. Er is een erfelijke component: sommige mensen zijn erfelijk belast, dat wil zeggen zij lopen een groter risico om psychotisch te worden. Ook stress kan aanleiding zijn voor een psychose. Veel, zo niet alle psychotische periodes die iemand doormaakt worden voorafgegaan door stress. Aangezien belangrijke levensgebeurtenissen (BLEG's) ook stress opleveren, kunnen zij iemand die gevoelig is voor een psychose ook psychotisch maken.

Ouderen kunnen ook psychotisch worden door een gebrek aan prikkels, dat ertoe leidt dat ze gaan hallucineren; deze op een psychose lijkende toestand treedt vooral 's avonds en 's nachts op, als er weinig prikkels aanwezig zijn. Bij ouderen wordt een psychose nogal eens vergezeld of voorafgegaan door desoriëntatie.

7.1.1 Therapie bij een psychose

Bij een psychose bestaat de therapie uit drie onderdelen:
- medicijnen, de zogenaamde antipsychotica. Deze brengen de verstoorde stofwisseling in de hersenen weer op orde. Helaas hebben zij vaak bijwerkingen in de vorm van dufheid, trillende handen, onrust in de benen, speekselvloed, wazig zien en stijve motoriek;
- een geregeld leven zonder veel veranderingen;
- de patiënt leert stress te vermijden en leert leven met zijn handicap. Tegelijkertijd leert hij op te komen voor zichzelf; het ziek zijn leidt immers vaak tot een afhankelijke opstelling naar de hulpverleners toe.

In het psychiatrisch ziekenhuis reageerde mevrouw Hage erg achterdochtig en bang. Ze was ervan overtuigd dat ze bestraald werd en dat al haar gegevens open en bloot op de televisie uitgezonden werden. Ook was ze bang dat er middels computerverbindingen allerlei roddels werden verspreid over haar en haar moeder, die in haar beleving nog leefde. De arts schreef haar antipsychotische medicijnen voor, waardoor ze binnen twee weken opknapte. Na ontslag uit het ziekenhuis ging ze minder werken en nam ze eenmaal per week deel aan een praatgroep binnen het psychiatrisch ziekenhuis. Haar psychosen bleven echter terugkomen, zodat men besloot haar continu medicatie te verstrekken. Hierdoor nam het aantal psychosen duidelijk af.

Als de psychotische toestand veroorzaakt wordt door een tekort aan prikkels, spreekt het vanzelf dat de remedie vooral bestaat uit het toedienen van extra prikkels (licht of radio aan, praten).

7.2 Gevoelens die psychotische ouderen oproepen bij verzorgenden

De gevoelens die de psychotische oudere oproept bij verzorgenden kunnen we grofweg indelen in twee groepen: gevoelens die men heeft omdat de oudere psychotisch en dus ziek is, en gevoelens die men heeft ten aanzien van het gedrag en de psychotische uitlatingen van de oudere.

Het ziek zijn en het duidelijke lijden leiden vaak tot gevoelens van medeleven bij de verzorgenden. Ze zien dat de oudere lijdt en dat doet pijn. Het gedrag van de psychotische oudere roept echter niet altijd medeleven op; de gevoelens kunnen van velerlei aard zijn. Veel psychotische ouderen hebben moeite met hun zelfverzorging en moeten dus gestimuleerd worden om zichzelf te verzorgen. Tegelijkertijd zijn zij nogal eens achterdochtig. De verzorgende moet dus proberen om een vertrouwensrelatie met hen op te bouwen en hen tegelijkertijd te bewegen tot zelfverzorging. Als dit maar moeizaam lukt, leidt dit vanzelfsprekend tot frustratie; maar het leidt tot tevredenheid als het wel lukt.

Na mevrouw Hages vijfenzestigste jaar werden de psychosen steeds heftiger en langduriger. Ze werd opnieuw opgenomen. Ook nu was ze achterdochtig. Met name haar lichamelijke verzorging liet te wensen over. Zelf verzorgde ze zich niet en verzorging door de verpleging stond ze bijna nooit toe. Ze was steeds bang naakt gefilmd te worden. Gedoucht worden door een man stond ze zeker niet toe. Het lukte vrouwelijke verpleegkundigen soms met veel overredingskracht om haar te laten douchen, zolang zijzelf maar buiten de douche bleven. Na enige tijd ontwikkelde mevrouw Hage enig vertrouwen in de oudste vrouwelijke verpleegkundige, die haar overreedde om weer medicijnen te gaan gebruiken; ze knapte toen snel op.

7.3 Valkuilen in de omgang met psychotische ouderen

Een veel gemaakte fout in de omgang met psychotische ouderen is dat de verzorgende niet zuiver omgaat met de realiteit. Daardoor gaat de verzorgende te veel in op de inhoud van de psychose. Dit gebeurt met de bedoeling de beleving te doen verminderen. Degene die aan een psychose lijdt kan behoefte hebben aan iemand die hem duidelijkheid verschaft en hem bijvoorbeeld vertelt dat hij niet bang hoeft te zijn omdat zijn psychotische belevingen niet de werkelijkheid zijn. Steeds praten over de psychotische belevingen kan angst oproepen bij de oudere.

> Stel je voor dat een oudere midden in de nacht denkt dat er muizen over zijn beddensprei lopen. Hij raakt hier behoorlijk van in paniek. Hij vraagt zich af: 'Ben ik nu gek geworden? Dit kan niet, maar ik zie het toch.' De verzorgende komt en veegt ter geruststelling de 'muizen' weg. Dit kan de twijfel van de oudere over de echtheid van de muizen wegnemen en een bevestiging zijn: 'Zie je nu wel, de verzorgende zag ze ook, ze moeten er dus zijn geweest.'

Een andere benaderingsfout, geheel tegengesteld aan de vorige, is dat men de oudere ervan probeert te overtuigen dat zijn denkbeelden fout zijn. Vaak gebeurt dit als de overtuigingen van de oudere hinderlijk zijn voor hemzelf of voor anderen. Doordat men hem probeert te overtuigen, kan er geen vertrouwensband ontstaan tussen de oudere en de verzorgende.

7.4 Methodische benadering van psychotische ouderen

7.4.1 Stap I: informatie verzamelen

Hierbij moeten we op de volgende aspecten letten:
- Welke verschijnselen kondigen het opleven van de psychose aan? Deze verschijnselen noemt men ook wel de prodromen. Prodromen zijn onder andere: met niemand meer willen praten, in bed blijven liggen, zich slecht verzorgen, oplevende achterdocht en niet of minder slapen.

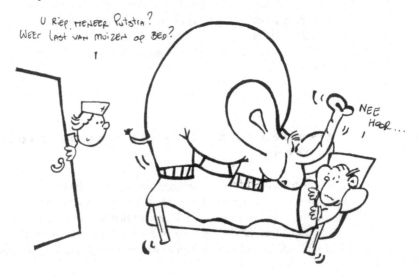

- Wat is er in het verleden gedaan bij het opleven van een psychose?
- Met welke verzorgende heeft de oudere een vertrouwensband of kan hij die opbouwen?
- Zijn er van vroeger afspraken bekend hoe te handelen als de oudere psychotisch is?
- Zijn er in tijden dat de oudere niet-psychotisch is afspraken met hem gemaakt over de behandeling als hij wel psychotisch is (zelfverzorging, extra rust, extra of andere medicijnen, en dergelijke)?
- Wat zijn de wensen van de oudere zelf ten aanzien van het handhaven van zijn evenwicht en het terugdringen van een eventuele psychose?
- Zijn er verzorgenden die het moeilijk vinden met de oudere om te gaan als hij psychotisch is en wat vinden ze dan moeilijk?
- Zijn er voorbeelden van hoe om te gaan met psychotische gedachten van de oudere? (Deze voorbeelden kunnen zowel uit de eigen praktijk als uit de adviezen van de psychiater/psycholoog en de psychiatrisch verpleegkundige gehaald worden.)

7.4.2 Stap 2: het probleem formuleren

> Mevrouw Hage ging niet meer terug naar huis, maar bleef onder begeleiding in het verzorgingshuis wonen. Daar verzamelde men de volgende informatie: de psychosen leefden op als het erg druk werd om mevrouw heen. Een opleving was te voorspellen omdat mevrouw de tv niet meer aan durfde zetten en de radio afplakte; enige dagen later was ze dan psychotisch en wilde ze weglopen. In haar goede periodes kon mevrouw hier goed over praten. Ook bleek dat ze felle discussies aanging met de verzorgenden over de gevaren van het bestraald en begluurd worden. De verzorgenden probeerden haar steeds gerust te stellen en zeiden dat in het verzorgingshuis zulke dingen niet gebeurden. Mevrouw Hage noemde hen dan naïef en vermeed enige dagen het contact met hen.

Veel problemen met psychotische ouderen houden verband met hun algehele psychosomatische en sociale toestand. Eigenlijk zou je de probleemstelling aldus kunnen formuleren:

Lukt het ons om er samen met de oudere voor te zorgen dat hij in een goede psychische toestand blijft, zodat hij in staat is zich lichamelijk goed te verzorgen en naar genoegen deel te nemen aan het sociale verkeer, waarbij hij een naar zijn oordeel voldoende sociaal netwerk opbouwt?

Problemen waarvoor de verzorgenden zich vaak gesteld zien, zijn het handhaven van het contact met de oudere als hij psychotisch is en het garanderen van een goede verzorging; niet iedere verzorgende slaagt er immers in om de psychotische oudere ertoe te bewegen zich goed te verzorgen. Bovendien kan het zijn dat de oudere in zijn psychose sommige verzorgenden niet vertrouwt.

> De probleemstelling luidde: hoe kunnen we voorkomen dat mevrouw Hage weer psychotisch wordt en hoe wil zij verzorgd worden als ze onverhoopt weer psychotisch wordt? Ook werd aangegeven dat de discussies die mevrouw voerde met de verzorgenden niet goed waren voor haar geestelijke gezondheid.

7.4.3   Stap 3: de doelstelling formuleren

De doelstelling moet ook hier weer bescheiden zijn; ze is grotendeels al geschetst. Eigenlijk is de doelstelling meervoudig:

* het eerste doel (als er een goede toestand is bereikt) is het handhaven van het evenwicht;
* het tweede doel is het opbouwen en/of handhaven van de vertrouwensband;
* in de derde plaats streeft men naar het steunen van teamgenoten die moeilijkheden ervaren in de omgang met de oudere;
* een goede doelstelling is natuurlijk ook het vinden van een methode om een volgende psychose te voorkomen;
* ten slotte kan het doel zijn het maken van afspraken met de oudere over hoe te handelen als hij psychotisch is of wordt.

> De doelstelling was: mevrouw Hage extra medicatie bieden op het moment dat de eerste symptomen van een psychose zich aandienden en met haar afspreken hoe ze behandeld wenste te worden als ze psychotisch werd. Tevens werd aangegeven dat wij duidelijk naar haar moeten zijn: wij willen dat ze minder vaak psychotisch is omdat ze daaronder lijdt. Ook streven we ernaar dat de verzorgenden snel een einde maken aan de discussies.

7.4.4   Stap 4: brainstormen over ideeën en oplossingen

Bij het brainstormen dienen we vooral goed in de gaten te houden dat we methodes kiezen die voor alle teamleden werkbaar zijn. We moeten geen methodes van aanpak uitsluiten. Ouderen die psychotisch kunnen worden, moet je een stuk tegemoetkomen in hun pogingen om de psychose tegen te gaan. Dit kun je doen door extra rusttijden in te lassen of te veel prikkels te vermijden.

> Men opperde de volgende methodes: meteen met mevrouw Hage gaan praten, eerst een tijdje proberen haar vertrouwen te winnen, navragen of mevrouw last had van de psychosen. Ook werd voorgesteld haar direct een contract aan te bieden. In dit contract zou omschreven worden hoe mevrouw Hage behandeld wil worden wanneer de eerste tekenen van een psychose zich aandienen. Om niet te hoeven discussiëren, stelde men voor de verzorging heel kort te houden en te zeggen dat ze alleen met de psycholoog mocht discussiëren. Men kwam er echter niet uit en besloot de psycholoog te raadplegen.

7.4.5 Stap 5: de benaderingsmethode kiezen en een plan van aanpak opstellen

Kies een benaderingswijze die alle bovengenoemde aspecten insluit:
- spreek af wat te doen bij het heropleven van de psychose;
- spreek af met wie de oudere een vertrouwensband (verder) opbouwt;
- spreek af hoe we gaan proberen het bereikte evenwicht te handhaven.

> Besloten werd dat de verzorgende die zij het meest vertrouwde eerst ging uitzoeken hoe mevrouw Hage haar psychosen ervoer. Daarna zou men in teamvergadering bijeenkomen om te beslissen of en zo ja welke hulp men haar zou aanbieden. De psycholoog adviseerde om, als mevrouw begon te discussiëren, haar te vertellen dat niemand de dingen die zij waarnam ook zo voelde, maar dat men zich wel kon voorstellen dat dit eng was. Ook moest men dan aanbieden om samen extra medicatie te vragen om verergering te voorkomen.

7.4.6 Stap 6: de uitvoering van het plan

Bij de uitvoering zijn verschillende zaken van belang:
- gaat het om het handhaven van de toestand nu;
- moeten we ingrijpen om de verslechterde toestand van de oudere te verbeteren; of
- moeten we de regels toepassen die eerder met de oudere zijn afgesproken?

> Gedurende de eerste weken werd uit gesprekken duidelijk dat mevrouw Hage de psychosen beangstigend vond. De verzorgende stimuleerde haar er met de arts over te spreken. Mevrouw werd geleerd om de werking en bijverschijnselen van de extra medicatie te registreren en aan de arts door te geven. De verzorgende vroeg ook steun voor zichzelf, omdat ze niet wist hoe ze afspraken moest maken over de verzorging tijdens de psychosen.

7.4.7 Stap 7: evaluatie

Let er bij de evaluatie scherp op of we erin geslaagd zijn om:
- de teamleden te ondersteunen die moeite hebben met de verzorging van de oudere;
- de psychose terug te dringen; en
- tegelijkertijd het contact met de oudere te verstevigen.

> Na enkele weken bleek dat mevrouw Hage beter in staat was om aan te geven welke situaties konden leiden tot een heropleving van haar psychose. Mevrouw had bijvoorbeeld moeite met kleine badruimten, want dan voelde ze de angst om begluurd te worden in alle hevigheid oplaaien. In het contact met de verzorging was er meer vertrouwen. Men was nu in staat om reëel met haar te praten over haar psychotische periodes. In samenspraak met mevrouw werd een benaderingswijze afgesproken voor een eventuele psychose. Mevrouw gaf te kennen behoefte te hebben aan rust en structuur.

8

Schizofrenie op latere leeftijd

8.1 Wat is schizofrenie?

Schizofrenie is een hersenziekte. De ziekte openbaart zich voornamelijk in de jeugd. De eerste symptomen zijn het optreden van aandachts- en concentratie-stoornissen. Een tijdje later wordt de persoon in kwestie voor het eerst psycho-tisch.

Deze psychose verdwijnt of wordt bestreden, maar enige tijd later treedt er weer een psychose op. Deze psychose gaat vaak gepaard met wanen (beïnvloedingswa-nen en achtervolgingswanen) en hallucinaties. Dan volgt meestal behandeling met langdurig werkende neuroleptica die de psychosen zoveel mogelijk voorkomen. Behalve dat ze herhaaldelijk psychotisch worden, vertonen mensen met schizofre-nie ook andere verschijnselen.

Op de eerste plaats hebben veel mensen met schizofrenie moeite met hun zelfver-zorging. Ten tweede treden er vaak aandachts- en concentratiestoornissen op: de ouderen kunnen hun aandacht niet lang genoeg bij een taak houden om deze tot een goed einde te brengen. Ze worden vaak afgeleid door dingen die niet belang-rijk zijn. Ook lukt het hen vaak niet hun aandacht goed te verdelen. Zij maken fou-ten doordat zij hun impulsen niet kunnen onderdrukken. Op de derde plaats heb-ben deze mensen moeite met het wegfilteren van onbelangrijk materiaal in de waarneming: wij gooien ongeveer 99% procent van alle informatie weg, iemand die aan schizofrenie lijdt kan dit niet goed. Dit betekent ook dat veel van deze patiënten er moeite mee hebben om op een feestje alleen de stem van de buurman te horen, al snel horen ze alles wat er gezegd wordt. Ze kunnen niet een stem tot de belangrijkste maken en alleen die horen.

Mensen met schizofrenie hebben minder energie en zijn dus eerder moe. Dit is eigenlijk een dubbele handicap; veel van de processen die hierboven beschreven zijn moeten zij immers bewust doen, terwijl ze juist minder energie hebben. Veel processen die bij ons automatisch gedaan worden, zoals het herkennen van emo-ties, doen zij bewust. Ook kunnen mensen met schizofrenie moeite hebben met het systematisch opslaan van materiaal in het langetermijngeheugen. Wat je niet syste-matisch opbergt, kun je later moeilijk terugvinden.

Ten slotte hebben schizofrenie patiënten moeite met plannen en met het herkennen van emoties op de gezichten van andere mensen.

Niet iedereen die lijdt aan schizofrenie vertoont natuurlijk al deze cognitieve verschijnselen, maar elke oudere vertoont er wel een aantal. De verschijnselen nemen in heftigheid toe als de oudere weer psychotisch dreigt te worden.

Wie last heeft van (sommige van) deze verschijnselen, probeert zich eraan aan te passen. Mogelijke aanpassingsstrategieën zijn:
- zoveel mogelijk prikkels wegfilteren door bijvoorbeeld een koptelefoon, een zonnebril of een zonneklep op te zetten;
- contacten vermijden (dan hoef je ook geen emoties van anderen te herkennen);
- een geregeld leven leiden;
- medicijnen gebruiken (soms proberen ouderen hun ziektebeeld te beïnvloeden met drugs).

> Rolph Pietersen was een goede student, hij zat in het eerste jaar van de Pedagogische Academie. Hij woonde sinds enige maanden op kamers. Plotseling verscheen hij niet meer op school. Na enig speurwerk vond men hem terug op de PAAZ (Psychiatrische Afdeling Algemeen Ziekenhuis). Wat bleek: de vrijdag ervoor was hij, voor het eerst, naar een studentenfeest gegaan en had daar stevig meegefeest. Hij had veel alcohol gedronken en voor het eerst van zijn leven hasj gerookt. Midden in de nacht trof men hem bloot in het winkelcentrum aan, schreeuwend dat hij de wereld ging verlossen. De politie had hem bij het ziekenhuis afgeleverd. Daar bleek hij psychotisch; hij had het idee dat de wereld verging en dat alleen strikte boetedoening de wereld nog kon redden. Hij werd behandeld met antipsychotica en knapte op. Na enige maanden kwam hij wederom psychotisch in het ziekenhuis terecht. De diagnose schizofrenie werd gesteld. Rolph werd behandeld met 'depotneuroleptica', medicijnen die in de bil worden gespoten en twee tot drie weken werken. Rolph stopte met zijn studie en ging vrijwilligerswerk doen in een archief.

8.1.1   Therapie bij schizofrenie

Als therapie bij schizofrenie zijn er verschillende mogelijkheden. Ten eerste medicatie, de zogenaamde antipsychotica. Mensen met schizofrenie moeten deze vaak lang gebruiken. Hiervoor gebruikt men vaak in vet of olie opgeloste middelen die in de bil- of de bovenbeenspier gespoten worden en daar langzaam vrijkomen en in het bloed opgenomen worden. Dit heeft twee voordelen. Niet alleen hoeft men zo minder medicijnen te gebruiken, ook blijft de psychische toestand van de schizofreniepatiënt langer stabiel, zodat de kans kleiner wordt dat hij onder invloed van psychotische gedachten inname van medicatie weigert.

Een tweede mogelijkheid is de patiënt (sociale) vaardigheden die hij mist (weer) aan te leren met een intensieve training.

Als derde probeert men mensen met schizofrenie te leren leven met hun handicap (genezen gaat immers niet) en leert men hen te onderhandelen met de zorgverleners, zodat zij zo zelfstandig mogelijk kunnen leven, met zo min mogelijk bemoeienis van hulpverleners.

8.1.2 Schizofrenie op latere leeftijd

Zoals gezegd begint schizofrenie in de meeste gevallen op jonge leeftijd, in de puberteit. Schizofrenie is een chronische ziekte en dus blijven mensen schizofreen als ze oud worden. Veel ouderen met schizofrenie kunnen het leven aan dankzij medicatie, een rustig leven en weinig interactie waarin emoties een rol spelen. Velen van hen leven in een beschermde woonvorm (Regionale Instituten Beschermde Woonvormen, RIBW). Vaak werken ze in een sociale werkplaats. Naarmate men ouder wordt, wordt het aantal psychosen minder en minder heftig. Tegelijkertijd neemt echter de lichamelijke zorgbehoefte toe. Ook leidt het ouder worden – zoals bij iedereen – tot minder concentratie en sneller afgeleid zijn, wat het voor de oudere schizofreniepatiënt nog moeilijker maakt om met de buitenwereld in contact te blijven. Het toenemen van de lichamelijke zorgbehoefte plus het gegeven dat psychiatrische ziekenhuizen ernaar streven om mensen zo min mogelijk binnen hun muren te huisvesten, leidt ertoe dat andere gezondheidszorginstellingen (verpleeg- en verzorgingshuizen) deze ouderen tegenwoordig huisvesting en verzorging bieden.

Rolph werkte tot zijn vijfenzestigste als vrijwilliger. Hij was niet gehuwd, hij vermeed steeds de contacten met de andere sekse. Na zijn pensionering trok hij zich steeds meer terug. Zijn zelfverzorging en de verzorging van zijn woning lieten steeds meer te wensen over. Op aandringen van zijn contactpersoon bij de Riagg ging hij in een verzorgingshuis wonen, waar hij extra begeleiding kreeg. Bij tijd en wijle moest hij aangespoord worden om onder de douche of naar de kapper te gaan. Ook praatte hij af en toe met de psycholoog over zijn waanidee dat hij de wereld moest redden. Hij wist wel dat dit idee fout was, maar het drong zich soms zo aan hem op dat hij erover moest praten.

Zijn zelfverzorging liet veel te wensen over. Ook verzamelde hij eten uit voorzorg voor de 'eindtijd' zoals hij zei. Hierover was geen discussie mogelijk. Af en toe werd al het bedorven eten weggegooid, onder hevig protest van Rolph.

8.2 Gevoelens die ouderen met schizofrenie oproepen bij verzorgenden

De gevoelens die ouderen met schizofrenie oproepen zijn nogal wisselend. Op de eerste plaats zien we dat verzorgenden vaak al snel leren hoe ze met deze oudere om moeten gaan. Dit gaat goed, totdat ze proberen om een warmere relatie met de oudere op te bouwen. Hierop zal de oudere reageren met stress. Hij trekt zich terug om zichzelf te beschermen tegen een teveel aan emoties dat op hem afkomt. De verzorgende zal dit frustrerend vinden en zich wellicht afwenden van de oudere. Vaak wekken ouderen met schizofrenie ook afkeer op omdat ze zich in de ogen van de verzorgenden 'psychisch gestoord gedragen', dat wil zeggen ze hebben last van decorumverlies (roken zonder op de as te letten, branden gaten in de kleren, lopen met vieze kleren rond). Ook vinden velen het storend als deze ouderen erg besluiteloos zijn. Door deze besluiteloosheid doen ze meestal een ontzettend zwaar beroep op de verzorgenden, in de hoop dat die voor hen keuzes maken. Dit leidt tot irritatie bij de verzorgenden. Voor veel verzorgenden is het gedrag van de oudere schizofreniepatiënt frustrerend; immers zij benaderen iemand die zich niet lekker voelt met extra zorg en aandacht, terwijl deze oudere het zo moeilijk heeft met zichzelf dat hij geen behoefte heeft aan extra aandacht, hij zoekt eerder rust.

8.3 Valkuilen in de omgang met oudere schizofreniepatiënten

Naast het te snel willen opbouwen van een 'warme' relatie, komt het ook vaak voor dat men de oudere schizofreniepatiënt iets probeert te leren met betrekking tot zelfverzorging. Men tracht de oudere nog zelfstandiger te maken dan hij al is, of schroeft de verwachtingen ten aanzien van de zelfverzorging te hoog op. Daar reageert de oudere paniekerig op. Hij zal het proberen te ontvluchten en een afkeer ontwikkelen van zelfverzorging onder leiding van de verzorgende.

Een moeilijk punt is het omgaan met de psychotische periodes van de oudere met schizofrenie. Het lukt niet altijd om iemand middels medicatie geheel psychosevrij te krijgen. Dat betekent dat sommige patiënten bij tijden psychotisch raken. Vaak wordt dit voorafgegaan door een toename van het terugtrekgedrag en een verminderd contact met de buitenwereld. De verzorgende zal hierop, in plaats van te trachten de dagstructuur te handhaven, vaak reageren met extra bezorgdheid en aandacht voor de oudere, wat uit menselijk oogpunt natuurlijk begrijpelijk is. Vervolgens leren de verzorgenden dat het beter is om de psychotische oudere een vaste dagstructuur met extra rustmomenten aan te bieden. Een dagstructuur houdt in dat de oudere ook gestimuleerd moet worden om bijvoorbeeld uit bed te komen en zo een zeker ritme te handhaven. Veel ouderen met schizofrenie verzetten zich hiertegen. Als iedere verzorgende nu op haar eigen manier zou proberen de oudere te stimuleren tot het uitvoeren van voor hem (op dat moment) moeilijke zaken, ontstaat er een situatie die voor beide partijen frustrerend is. De oudere begrijpt niet of hij nu werkelijk uit bed moet komen (de ene verzorgende zet hem daartoe met meer overgave aan dan de andere), de verzorgenden trekken niet één lijn. Het gevolg is dat het sommige verzorgenden niet lukt om de oudere te stimuleren en zij ervaren dit als gezichtsverlies. Dit kan leiden tot het vermijden van de omgang met de oudere of tot autoritair gedrag naar de oudere toe.

8.4 Methodische benadering van ouderen met schizofrenie

8.4.1 Stap 1: informatie verzamelen

Zelfverzorging/ADL

Bij ouderen met schizofrenie is het van belang dat wij veel weten over hun dagelijkse verzorging: op welke tijden vindt de zelfverzorging plaats, is er steun nodig of zijn er aanwijzingen nodig bij de zelfverzorging? Verzorgt de oudere zich geheel zelf, eventueel geholpen door een aansporing om te gaan douchen? Zijn er vaste afspraken gemaakt over het verschonen van kleding? Wordt de oudere beloond? Voor welke activiteiten? En hoe wordt hij dan beloond?

Dagstructuur

Voor oudere schizofreniepatiënten is een goede dagstructuur van groot belang. Velen van hen hebben geen goed overzicht en ontlenen veel steun aan een vast dag- en nachtritme. In de fase van het informatie verzamelen is het zaak om te weten te komen of de oudere een vast dagritme heeft en of we hem daarin moeten steunen, of dat we er simpelweg voor moeten zorgen dat hij dit ritme kan blijven uitvoeren. Beschrijf ook in welk tempo hij onderdelen van dit dagritme uitvoert en of de oudere tevreden is met de uitvoering van deze onderdelen. Sommige ouderen besteden immers elke ochtend uren aan het verzorgen van zichzelf, de een is daar tevreden mee, de ander niet.

Omgaan met psychosen

Het is belangrijk te weten of de oudere zicht heeft op het komen en gaan van zijn psychosen, dat wil zeggen: herkent hij de tekenen die erop wijzen dat er een psychose op komst is en neemt hij daar maatregelen tegen? Kan er gepraat worden over het samen nemen van maatregelen, zoals het extra bewaken van de dagstructuur of het aanbieden van extra medicatie? Is het bekend of de oudere het naderen van een psychose beantwoordt met extra terugtrekgedrag (veel in bed liggen of op zijn kamer blijven). Wat doet de oudere om stress te vermijden?

Verder is het natuurlijk een goede zaak om met de psychiater of de arts te overleggen over een aanpassing van de medicatie. Je kunt dit ook met de oudere overleggen als hij genoeg inzicht heeft in de medicijnen die hij krijgt als hij psychotisch wordt. Overleg met de arts of psychiater is bij een psychose altijd geboden, niet alleen voor het bijstellen van de medicatie, maar ook om de oudere te laten opnemen als het bestrijden van de psychose ter plekke niet wil lukken.

Omgang met de oudere

Het is goed om de omgang met de oudere schizofreniepatiënt in ogenschouw te nemen:

- Hoe ga je zelf om met de oudere, ben je assertief of juist meegaand en wat levert dat op?
- Hoe gaan je collega's om met de oudere en wat is zijn reactie hierop?

Beschrijf wat volgens jou de beste wijze van omgaan is: de omgang waarbij je de oudere in zijn waarde laat, maar tegelijkertijd zorgt voor voldoende dagstructuur en een voldoende uitvoering van de zelfverzorging (de ene oudere moet meegaand benaderd worden, de andere heeft meer baat bij een duidelijke structuur).

Eerst werd geregistreerd hoe vaak meneer Pietersen zichzelf verzorgde. Ook werd bekeken wanneer hij dat deed. Het bleek al snel dat hij zich een keer per week douchte als hem dat door een man gesuggereerd werd. Als een vrouw er opmerkingen over maakte, dan was hij dagen van slag en deed niets. Vaak begon hij dan ook te preken over de redding van de wereld. De contacten met meneer waren schaars. Hij zat het liefst alleen op zijn kamer. Zijn voornaamste bezigheid was het 'vertalen' van de bijbel, om uit te rekenen wanneer hij klaar moest staan om mee te werken aan de eindtijd. Als men hem probeerde te stimuleren om eens beneden koffie te gaan drinken, werd hij onrustig.

8.4.2 Stap 2: het probleem formuleren

Bij het formuleren van het probleem is het zaak er goed op te letten hoe we omgaan met het gedrag van de oudere. Vaak worden de problemen zo geformuleerd dat de impliciete doelstelling is dat de oudere beter gaat functioneren of meer inzicht krijgt. Dit is echter uit den boze. De problemen van de oudere met schizofrenie liggen zoals gezegd juist op het gebied van de dagstructuur, de zelfverzorging en het omgaan met psychosen.

Hoe gaat het team om met de benadering van de oudere schizofreniepatiënt? Zitten we allen op dezelfde lijn, zijn we het eens over de doelstellingen die we tot nu toe hanteren en kunnen alle verzorgenden het aan om de oudere vanuit die doelstelling te benaderen?

Met betrekking tot deze aandachtsgebieden is het dus goed om bij het formuleren van de problemen veel aandacht te besteden aan de manier waarop het team kan omgaan met de problemen. Is het team in staat om de oudere aan te sporen tot goede zelfverzorging of tot het volgen van een goede dagstructuur? Van groot belang is het bespreken van de mogelijkheden en moeilijkheden die men ondervindt in het omgaan met terugtrekgedrag, dat vaak voorafgaat aan psychosen. Is het mogelijk om met de oudere in goede tijden afspraken te maken over (extra) medicatie in slechte tijden?

Als probleem werd nu gesteld dat de psychische toestand van meneer Pietersen te wankel is (bij het geringste raakt hij in paniek) en dat we niet genoeg contact met hem hebben om te kunnen zeggen dat hij zich adequaat verzorgde, zowel wat hygiëne als wat vocht- en voedselinname betreft.

8.4.3   Stap 3: de doelstelling formuleren

Eigenlijk is de doelstelling al geschetst: is het mogelijk om een zodanige relatie met de oudere op te bouwen dat er gepraat kan worden over dagstructuur, zelfverzorging en omgaan met psychosen? Daarbij is het van belang dat we kijken of het team in staat is om de oudere op de juiste momenten te motiveren.

Er moet besproken worden wie in tijden van problemen het gedrag van de oudere zal trachten te beïnvloeden. Heel belangrijk is het om af te spreken welk gedrag we willen belonen. Ouderen met schizofrenie hebben baat bij een wat afstandelijke benadering, dus als we ervoor kunnen zorgen dat we allen terloops hetzelfde gedrag belonen, kan dat een goede stimulans zijn voor de oudere.

Een afweging is nodig tussen wat over het algemeen door het team goed gevonden wordt (bijvoorbeeld elke dag in bad gaan) en de wens van de oudere ('onder de douche gaan vind ik verschrikkelijk').

> Als doelstelling wordt eerst geformuleerd dat men meer zicht moet krijgen op de vocht- en voedselinname en zelfverzorging. Ook wordt gesteld dat het beter is meneer Pietersen alleen door mannen te laten verzorgen. Het volgende doel is het maken van afspraken met meneer over eten en drinken, wassen, scheren en schone kleren aantrekken. Ook wil men afspraken maken over de benadering van meneer, omdat men tot nu toe steeds praatte over eten en zelfverzorging; er was immers geen ruimte om ook over andere zaken te praten.

8.4.4   Stap 4: brainstormen over ideeën en oplossingen

Tijdens het brainstormen heeft men twee belangen voor ogen: het belang van een gestructureerd leven voor de oudere en het belang van interactie tussen de oudere en het team dat bij tijden het gedrag van de oudere moet trachten te beïnvloeden.

> Als mogelijkheden worden geopperd: meneer Pietersen gaat elke dag onder de douche en drie keer per week wordt er schone onder- en bovenkleding klaargelegd door de verzorging. Ook zouden we kunnen proberen een gesprek met meneer aan te gaan. Geopperd wordt om een (mannelijke) verpleegkundige van een andere afdeling die dezelfde religie heeft als meneer, in te schakelen om regelmatig met meneer een praatje te maken. Ook wil men een vocht- en voedingslijst invoeren.

8.4.5 Stap 5: de benaderingsmethode kiezen en een plan van aanpak opstellen

Is er gebrainstormd en gaat men kiezen voor een plan van aanpak, dan dient men erop te letten dat tegelijkertijd bepaald wordt wie het programma gaan uitvoeren. Vaak zijn dat de verzorgenden die de beste ingang hebben bij de oudere.

> Afgesproken wordt meneer Pietersen eerst een tijdje door een verpleegkundige van de andere afdeling te laten benaderen. Deze kan met hem overleggen over zijn wensen met betrekking tot eten, drinken en zelfverzorging. Ook kan hij aangeven dat een keer per week douchen genoeg is, maar dat elke ochtend een wasje wel nodig is om niet te gaan ruiken. Hetzelfde kan hij uitleggen over het verschonen van kleding. Als het contact goed verloopt kan hij een collega introduceren.
> Met de verzorging wordt afgesproken dat meneer gewekt wordt en dat men dan niet spreekt over de verzorging, maar over alledaagse dingen. Wel biedt men hulp aan als meneer die wenst.

8.4.6 Stap 6: de uitvoering van het plan

Hierbij komt het eropaan dat we elkaar steunen in de omgang met de oudere schizofreniepatiënt. Als we merken dat enkele teamleden een vertrouwensband met hem hebben, dan bouwen we daarop voort. De teamleden die het beste kunnen omgaan met de oudere maken afspraken met hem. Daarbij wordt niet alleen gesproken over de dagstructuur en ADL, maar ook over de uitvoering en wat de oudere verwacht van de andere teamleden. Anderzijds worden er afspraken gemaakt over de interactie met het hele team aangaande de zorgproblemen die men ervaart. Bijvoorbeeld: men spreekt af hoe vaak de oudere zich moet wassen of douchen en hoe de teamleden hem daartoe aansporen; dat schept duidelijkheid voor de oudere doordat iedereen hetzelfde reageert, en duidelijkheid voor het team omdat men weet hoe men de oudere moet aansporen.

8.4.7 Stap 7: evaluatie

Bij de evaluatie bekijken we ten eerste of er structuur is aangebracht in het leven van de oudere en of hij zich daar wel bij voelt, en ten tweede of de interactie met de oudere naar ieders oordeel voldoende is.

Meneer Pietersen geeft aan warm eten niet lekker te vinden, maar kan zich vinden in het voorstel om extraatjes te krijgen en drie keer in de week pap te eten. Wat betreft de zelfverzorging is afgesproken dat hij op vrijdag onder de douche gaat onder begeleiding van zijn 'contactverpleegkundige'. Hij zoekt zijn kleding zelf uit. Tijdens deze benadering blijkt al snel dat meneer bijzonder angstig is. Hij krijgt een recept voor medicatie waar hij rustiger van wordt. De verpleegkundige gaat met hem praten over het voorkomen van een opleving van de psychose.

De verzorging 's ochtends gaat een stuk beter: meneer wordt rustig wakker en nadat hij zichzelf verzorgd heeft biedt men hem koffie aan die hij dan opdrinkt.

9

Depressies op latere leeftijd

Inleiding

Depressie is een veelvoorkomend verschijnsel bij ouderen. Wordt het percentage depressieve mensen in de gehele bevolking op 5% geschat, bij ouderen lopen de schattingen op tot bijna 20%. Ook met betrekking tot suïcidaliteit zijn ouderen sterker vertegenwoordigd dan jongeren, oudere mannen plegen vaker zelfmoord dan jongere. Vaak wordt ook opgemerkt dat ouderen minder makkelijk praten over hun depressie, zij verhullen hun depressie meer in lichamelijke klachten. Ook praten zij minder gemakkelijk dan jongeren over hun eventuele voornemen om suïcide te plegen.

9.1 Wat is een depressie?

Depressie is een ziekte en dient ook als zodanig behandeld te worden. De symptomen ervan zijn:

- Somberheid en neerslachtigheid die dieper zijn en langer duren dan waartoe het voorafgaande verlies (depressies worden vaak voorafgegaan door een verlies, bijvoorbeeld van werk) aanleiding lijkt te geven.
- Moeheid, verlies van concentratievermogen en/of een verlies van initiatief. De patiënt heeft bijvoorbeeld veel moeite om zich te concentreren op het lezen van een krant of het volgen van het journaal.
- Ieder perspectief op een gelukkig leven lijkt voor de patiënt verdwenen. Hij ziet de toekomst als een 'zwart' gat.
- Bij tijden is de depressieve oudere angstig.
- Zijn gedachten draaien rond in een cirkeltje en zijn moeilijk te doorbreken.
- De patiënt heeft een doodswens (meestal om verlost te worden uit de depressie).
- De patiënt zit gebogen, ineengedoken en is zozeer met zijn eigen gedachten bezig dat de dagelijkse gang van zaken langs hem heen gaat. (Informatie die de patiënt gegeven wordt, wordt door hem wel eens gemist; de volgende dag beleeft hij dit als vergeetachtigheid.)

- Er is een opvallende vermindering van het beleven van plezier, ook wel *anhedonie* genoemd; veel depressieve patiënten vermijden het beleven van plezier of wijzen het af.
- De patiënt heeft doorslaapstoornissen, met andere woorden hij slaapt goed in, maar is vroeg weer wakker. Sommige patiënten slapen heel veel.
- De patiënt heeft overmatige schuldgevoelens of gevoelens van waardeloosheid.
- De patiënt is geagiteerd.
- De ziekte duurt enige maanden of langer en kan vergezeld gaan van lichamelijke verschijnselen als:
  - vertraagde stoelgang,
  - verminderde eetlust,
  - stijve spieren, waardoor vertraagde bewegingen,
  - verminderd zweten, huid wordt dof,
  - gewichtsverlies,
  - 's avonds is de patiënt beter gestemd dan 's ochtends (de 'dagschommeling'),
  - 's ochtends heeft hij startproblemen.

Door deze symptomen ziet de patiënt het – depressieve – leven niet meer zitten en kan hij suïcidaal worden. De stijfheid en de desinteresse maken dat de depressieve patiënt zich verwaarloost en minder eet.

Men noemt depressies met veel lichamelijke klachten ook wel endogene depressies: depressies die van binnenuit ontstaan. Exogene depressies zijn depressies die ontstaan door invloeden van buitenaf; de belangrijkste invloeden hierbij zijn stress en een verlies (overlijden partner, stoppen met werken door pensionering, en dergelijke).

> Mevrouw Mentink is sinds haar twintigste regelmatig depressief geweest. Haar eerste depressie ontstond nadat haar vader overleed. Enige weken lang had ze geen zin om te eten, ze wilde bij tijden dood en sliep weinig. Destijds interpreteerde men dit als een gevolg van het verlies dat ze geleden had. Op haar vierentwintigste trouwde ze. Na de geboorte van haar zoon werd mevrouw depressief, ze sliep niet, at weinig en vertrouwde haar man niet meer. Dankzij antidepressieve medicatie knapte ze snel op. Het echtpaar besloot geen kinderen meer te nemen. Mevrouw bleef een zenuwachtige en erg precieze persoon, die graag een regelmatig leven leidde. Men had de neiging haar te ontzien, dus als er problemen waren hoorde zij die als laatste.

9.1.1 Aanleiding voor een depressie

De aanleiding voor een depressie is niet altijd duidelijk. Vaak is er een erfelijke aanleg voor het krijgen van een depressie, binnen een familie krijgen meerdere leden depressies. Deze gaan gepaard met veel lichamelijke verschijnselen: het zijn endogene depressies. Depressies op latere leeftijd worden nogal eens veroorzaakt door de verlieservaringen die men heeft, bijvoorbeeld van dierbaren of de eigen vermogens. Deze depressies gaan minder gepaard met lichamelijke verschijnselen: het zijn exogene depressies. In hoofdstuk 14 wordt aandacht besteed aan depressief gedrag bij ouderen waarbij veel invloeden van de omgeving zijn aan te wijzen.

9.1.2 Therapie bij depressie

De eerst aangewezen therapie bij depressie betreft de zogenaamde antidepressiva, medicijnen die de depressie verminderen en minder lang laten duren. Er zijn veel verschillende antidepressiva. Met betrekking tot antidepressiva bij ouderen moeten we het volgende weten:
- Er zijn grofweg twee soorten antidepressiva: stimulerende antidepressiva, die worden gegeven bij depressies die gepaard gaan met bewegingsremming, en remmende antidepressiva, voor depressies die gepaard gaan met (bewegings)-onrust.
- Antidepressiva kunnen een nadelige invloed op het hart hebben.
- Antidepressiva heffen vaak éérst de bewegingsonrust op, pas daarna verminderen ze de suïcideplannen; hierdoor ontstaat er na de start met deze medicijnen een verhoogd risico op zelfmoord.
- Antidepressiva zijn niet verslavend.
- Antidepressiva verbeteren vaak de slechte slaap, wat een opluchting is voor de oudere.
- Ouderen die een depressie op latere leeftijd hebben gehad, moeten vaak heel lang doorgaan met het slikken van deze medicijnen om een terugval te voorkomen.

Naast antidepressiva zijn er ook andere therapieën mogelijk, zoals:
- lichttherapie: de oudere zit gedurende enige weken elke dag een aantal uren voor een paar tl-buizen;
- troeteltherapie: de oudere wordt flink verwend;
- bezigheid;
- elektroshocktherapie (voor ouderen die niet op andere middelen reageren).

Ten slotte noemen we hier de psychotherapie. Psychotherapie wordt bij depressies vaak voorgeschreven in combinatie met medicijnen ('pillen en praten'). Het doel van deze 'praattherapie' is meestal tweeledig. Enerzijds probeert men de depressieve denkbeelden om te buigen; immers, depressieve mensen geven zichzelf vaak van alles de schuld of denken dat alles wat wél lukt, niet aan hen ligt, terwijl alles wat mislukt aan hen te wijten is. Anderzijds tracht men deze mensen technieken te leren die ervoor zorgen dat de depressies minder vaak de kop opsteken, bijvoorbeeld door zo weinig mogelijk stress op te lopen of jezelf niet steeds de hoogste eisen te stellen.

> Mevrouw Mentink wordt door haar man ondersteund. Zij hebben samen geleerd om als de klachten toenemen, alvast in overleg met de huisarts de medicatie te verhogen en dan naar de psychiater te gaan. Een toename van de klachten is bijvoorbeeld het zeer angstig worden van mevrouw; haar angst betreft dan meestal het lijden aan een ongeneeslijke ziekte. Dankzij de medicijnen en een regelmatig leven is mevrouw in staat haar depressieve gevoelens het hoofd te bieden.

9.2   Gevoelens die depressieve ouderen oproepen bij verzorgenden

Ouderen die depressief zijn maken nogal wat gevoelens los bij hun verzorgenden. Die denken vaak in eerste instantie: 'Kop op, het is allemaal zo erg niet'. Zo'n opmerking kan voortvloeien uit een gevoel van frustratie; ze zien de oudere lijden, maar zien geen objectief waarneembare oorzaak voor dit lijden. Het is bovendien frustrerend om iemand te zien lijden, terwijl je graag een einde zou willen maken aan dit lijden.

De opmerking geeft ook aan dat je denkt dat de oudere zelf invloed kan uitoefenen op de ernst van zijn depressie; een begrijpelijke fout als je ouderen met een dagschommeling ziet, want dat geeft je de indruk dat ze er zelf invloed op hebben.

Depressieve ouderen drijven hun verzorgenden wel eens tot wanhoop door almaar te herhalen dat ze iets niet kunnen, zoals zichzelf aankleden. Als de verzorgende dan weggaat, blijkt naderhand vaak dat de oudere het wél zelf kan. Zegt de verzorgende er iets van ('Ziet u nu wel?'), dan wordt de oudere boos of zegt iets waaruit moet blijken dat hij het toch niet kan. Verzorgenden moeten zich realiseren dat de aandacht die de oudere van hen krijgt door steeds te zeggen dat hij iets niet kan, een beloning vormt voor dit hulpeloze gedrag. Daardoor wordt het gedrag weer gestimuleerd.

Een ander punt dat frustraties oproept bij verzorgenden is de enorme twijfel die sommige depressieve ouderen tentoonspreiden; er is niets dat ze zelf durven te beslissen, bijna nooit zijn ze in staat hun argumenten af te wegen om tot een beslissing te komen. Ook de dagschommeling kan aanleiding geven tot frustratie: het zien van een oudere die 's avonds opgewekter is, leidt al snel tot het idee dat het 's morgens allemaal aanstellerij was.

Een ander belangrijk struikelpunt is de angst voor suïcide. We weten dat de kans op suïcide groter is bij depressieve dan bij niet-depressieve ouderen. Dit leidt tot angst bij de verzorgenden, men vraagt zich af of de oudere aan suïcide denkt. Tegelijkertijd wil men er niet met hem over praten, stel dat je hem eens op een idee brengt!

Ook een bron van frustratie is het feit dat depressieve ouderen weinig zin hebben in eten. Het lekkere eten, vaak ook bedoeld om te troosten, wordt met veel moeite en zichtbare tegenzin verorberd. Wie dan niet weet dat het eten moeilijker gaat door een vertraagde stoelgang, zou geneigd kunnen zijn het eten 'er in te praten', waarmee men zichzelf én de oudere frustreert.

Op zijn zeventigste jaar overlijdt meneer Mentink plotseling aan een acute hartstil-stand. Na enige dagen, waarin mevrouw Mentink zich kranig houdt, stort zij in een diepe depressie. Ze ligt stijf in bed, komt er niet uit en weigert te eten of te drinken. Ze wordt opgenomen in een psychiatrisch ziekenhuis, waar ze wordt behandeld met antidepressiva. Langzaam knapt ze weer op. Ze begint weer te eten, maar is vaak bang dat ze vergiftigd wordt. Ze wil niet dat haar zoon iets drinkt of eet als hij op bezoek is, dat zou hem noodlottig kunnen worden. Ook dringt ze er voortdu-rend bij hem op aan zich elke maand te laten onderzoeken om te voorkomen dat een ernstige ziekte te laat ontdekt wordt. Na enkele weken, waarin mevrouw slaap-deprivatie krijgt, zet het herstel door. In deze tijd maakt ze het de verzorging moei-lijk. Haar humeur wisselt sterk en vaak is ze bang dat haar iets zal overkomen. Dit wordt afgewisseld met tijden dat ze huilt omdat ze iedereen zo belast met haar irreële klachten.

9.3 Valkuilen in de omgang met depressieve ouderen

Eigenlijk vallen de fouten die gemaakt worden in de omgang met depressieve ouderen uiteen in drie groepen:

a Men reageert autoritair op het hulpeloze gedrag, omdat men eigenlijk niet goed raad weet met de eigen hulpeloosheid.

b Men gaat de oudere totaal verzorgen zonder zich af te vragen of dit wel de juis-te benadering is.

c Men gaat zelf bepalen wat de oudere mag voelen.

Ad a
Men reageert uit frustratie nogal eens autoritair op depressieve ouderen: de oudere kan of wil niet zelf beslissen, dus beslissen wij wel wat goed voor hem is, dan is ten minste een minimaal niveau van zorg gegarandeerd (bijvoorbeeld als de oude-re niet kan beslissen uit bed te komen, dan bepalen wij dat hij er om 9.00 uur uit moet). Het behoeft geen toelichting dat dit de grip van de oudere op zijn leven nog sterker vermindert en dat het zijn zelfbeeld verlaagt. Autoritair gedrag wordt ook wel gebruikt om de nare gevolgen van de twijfelzucht op te vangen: de oudere kan niet beslissen om iets te doen, dus geven de verzorgenden wel structuur door voor te schrijven welke handelingen hij moet verrichten. Veel verzorgenden vinden het moeilijk om leiding te geven aan iemand die ouder is dan zijzelf. Zij vinden het moeilijk om op tactische wijze (rustig en duidelijk) een oudere te stimuleren tot het uitvoeren van noodzakelijke handelingen, bijvoorbeeld wassen en aankleden, waarin de oudere op grond van zijn depressie geen zin heeft. Als de verzorgende over onvoldoende vaardigheden beschikt om met deze situatie om te gaan kan hij in de verleiding komen om de handeling aan de oudere op te dragen: 'U komt nu uit bed en u gaat zich douchen.' Dit gebeurt zonder overleg met de oudere, die zich

dan kan gaan verzetten omdat hij zich betutteld of gecommandeerd voelt. Dit geeft de verzorgende een gevoel van onmacht, dat vaak leidt tot vermijdingsgedrag: men gaat de oudere vermijden of neemt, om verdere conflicten te voorkomen, de hele zorg maar over.

Ad b

Vaak schakelt men over op het totaal overnemen van de zorg omdat de depressieve oudere het zelf niet doet. Soms is dat een goede aanpak, vaak echter vormt dit een bevestiging van de foute gedachte die de oudere al had: 'Zie je wel, ik kan echt niets, ze verzorgen mij volledig.'

Ad c

Een veel gemaakte fout is het in discussie gaan met de depressieve oudere om hem te overtuigen van de onjuistheid van zijn gedachten. Hierbij houdt men geen rekening met het gegeven dat de depressieve gedachte niet verbaal te corrigeren is; ook denkt men er niet aan dat de depressieve oudere zich terechtgewezen voelt en hierdoor nog depressiever kan worden. ('Nu zeggen ze tegen mij dat ik me niet zo ellendig moet voelen, omdat de mensen in Afrika het nog veel slechter hebben; nu stel ik me dus ook nog eens aan!')

Mevrouw Mentink wordt gestimuleerd haar zelfverzorging zoveel mogelijk zelf te doen, maar om haar gerust te stellen spreekt men af dat men haar helpt als ze niet op tijd klaar is voor het ontbijt. Al snel ontdekt men dat mevrouw zich het best voelt als ze 'sturend' wordt benaderd, dat wil zeggen als men kort aangeeft wat ze moet doen. Langzamerhand tracht men met mevrouw te praten over haar toekomst. Haar zoon dringt erop aan om haar in een verpleeghuis op te nemen. Immers, thuis werd zij in alles geleid door haar man, zonder hem kwam ze bijna tot niets. Nu hij is weggevallen, zal zij haar leven niet meer kunnen structureren. Mevrouw zelf heeft geen mening, ze is bang dat ook een nieuwe woonvorm zal mislukken. Het team raadt mevrouw aan in een aanleunwoning te gaan wonen. Na veel tegenstribbelen gaat zij kijken en stemt toe.

Mevrouw Mentink besluit om de aanleunwoning te accepteren. Zij zal ter ondersteuning dagelijks bezocht worden door een verzorgende, zowel 's ochtends als 's avonds. Hoewel mevrouw zelfstandig is, heeft ze een steuntje in de rug nodig bij het opstarten van de dag. Met de verzorgende maakt ze haar ontbijt klaar en spreekt ze de dag door. Mevrouw mag gebruikmaken van het bellensysteem wanneer zij angst voelt opkomen en deze niet zelf kan verminderen door afleiding.

De verzorgende signaleert dat mevrouw Mentink steeds langer in bed blijft liggen en met veel moeite toekomt aan haar dagelijkse verzorging. Mevrouw Mentink voelt zich erg moe en eenmaal uit bed brengt ze de dag suffend in een stoel door. Ze heeft nergens meer puf in en heeft maar één wens: herenigd worden met haar man. Het is bijna een jaar geleden dat meneer Mentink overleden is.

9.4 Methodische benadering van depressieve ouderen

9.4.1 Stap 1: informatie verzamelen

Bij deze eerste stap gaat het om de volgende zaken:
- Lichamelijke oorzaken uitsluiten door onderzoek/screening door arts en/of specialist.
- Wat zijn de prodromen (voortekenen) van een naderende depressie? Deze informatie is belangrijk, omdat de verzorgende dan gericht voortekenen kan signaleren en rapporteren en er in een vroegtijdig stadium ingegrepen kan worden.
- Wat is er in het verleden gedaan om de depressies te voorkomen en wat werd er gedaan als de oudere depressief was?

We gebruiken het voorbeeld van mevrouw Mentink om te verduidelijken welke gegevens we kunnen verzamelen bij depressieve ouderen. Mevrouw Mentink had veel baat bij de antidepressiva die ze kreeg in het psychiatrisch ziekenhuis.
- Met wie heeft zij een goede band?
- Wat zijn haar wensen met betrekking tot het voorkomen van depressies en de behandeling als zij depressief is?
- Welke afspraken zijn er in het verleden gemaakt over de verzorging tijdens depressieve periodes?
- Welke problemen ontstonden er in de omgang als zij depressief was en welke benadering hanteerde men toen?
- Welke problemen zijn er nu gesignaleerd in de omgang en welke benaderingsvormen hebben we er zelf al voor ontwikkeld?

Mevrouw Mentink werd in toenemende mate angstig en was ervan overtuigd dat zij aan een ernstige ziekte leed. Ook had zij de indruk vergiftigd te worden. Zij had tijdens haar opname in het psychiatrisch ziekenhuis baat bij een gestructureerde, stimulerende benaderingswijze, een vast dagprogramma en afleiding middels activiteiten. Haar angst en achterdocht werden serieus genomen, zonder dat meegegaan werd in haar beleving. Men zei bijvoorbeeld: 'Deze gedachte moet heel beangstigend voor u zijn'. Ook werd haar gevraagd wat zij vond van haar psychische toestand; ze voelde zich beroerd en wilde meer medicatie. Ook wilde ze de komende tijd 's ochtends wat langer in bed blijven liggen. Zij stelde zich afwerend op bij de zelfverzorging, ze zei vaak 'ik kan het niet' en deed vervolgens niets meer. Op verzoek van de verpleging werd mevrouw lichamelijk gescreend. Daaruit kwam alleen een lage bloeddruk naar voren.

9.4.2   Stap 2: het probleem formuleren

Bij de probleemstelling kunnen wij uitgaan van de volgende indeling:
- Is bekend wat de tekenen van heropleving van de depressie zijn?
- Is in kaart gebracht wat de wensen van de oudere zelf zijn? Heeft hij zelf inzicht in het gedrag dat hij vertoont als hij depressief is?
- Wie heeft het moeilijk met het omgaan met de oudere als hij depressief is?
- Welke problemen zijn er in de omgang als de oudere depressief is?

> Als probleem werd nu geformuleerd: mevrouw Mentink valt naar aanleiding van emotionele gebeurtenissen (de verjaardag van de dood van haar man) snel terug in de depressie en stelt zich dan passief op. Tevens gaf men aan dat men niet wist hoe om te gaan met het passieve gedrag bij de zelfverzorging.

9.4.3   Stap 3: de doelstelling formuleren

De doelstelling voor het omgaan met depressieve ouderen moet ook hier systematisch worden opgesteld.

De eerste doelstelling is het in beeld krijgen van de verschijnselen die een nieuwe depressie aankondigen. Tegelijkertijd dienen we te weten wat de wensen van de oudere zijn ten aanzien van:
- de behandeling van de depressies;
- de benadering tijdens de depressies;
- de middelen die we gebruiken om de depressies zoveel mogelijk te voorkomen;
- de middelen die we gebruiken om het leven van de oudere buiten de depressies zo prettig mogelijk te maken.

De tweede doelstelling is het vinden van de juiste benaderingsvorm bij eventuele gedragsproblemen tijdens depressieve periodes.

> Als doelstelling werd geformuleerd: we stellen met mevrouw Mentink een lijst op van 'voortekenen' van de depressie, we komen met haar tot afspraken over aanpassing van de medicijnen als deze tekenen zich voordoen en we spreken met haar af hoe we haar begeleiden als ze depressief is. Hierbij doelde men vooral op de zelfverzorging.

9.4.4   Stap 4: brainstormen over ideeën en oplossingen

Bij het brainstormen dienen we ons er rekenschap van te geven dat alles wat we voorstellen zodanig moet zijn dat de oudere ermee kan instemmen, zelfs in depressieve periodes. Het mag niet zo zijn dat de benaderingswijzen die voorgesteld worden voor de periodes dat de oudere niet depressief is dezelfde zijn als voor de periodes dat de oudere depressief is. Laat voldoende ruimte om de afspraken over de benadering tijdens depressieve periodes aan te passen aan de wens of praktijk van de dag.

Er werd flink gebrainstormd; men wilde mevrouw Mentink een zeer duidelijke dagstructuur geven zodat ze op tijd uit bed kwam en haar eten op zou eten. Ook wilde men haar alvast extra medicatie geven, dan zou de depressie wel overgaan zo was gebleken. Wat betreft de zelfverzorging stelde men voor alles over te nemen óf alles zelf te laten doen.

Na rijp beraad werd ervoor gekozen om met mevrouw te overleggen hoe ze haar dag wilde indelen, maar haar daarbij uit te leggen dat lang in bed liggen de depressie vaak verergert. Ook werd besloten om met mevrouw te overleggen welke activiteiten ze leuk vindt en hoe ze door haar man gestimuleerd werd om iets te doen. Men zou haar kunnen voorstellen om zichzelf te verzorgen; daarbij zouden de verzorgenden weggaan en alleen helpen bij de moeilijke dingen, zoals knoopjes dichtmaken.

9.4.5 Stap 5: de benaderingsmethode kiezen en een plan van aanpak opstellen

Kies een plan van aanpak waarin de totale benadering is beschreven. Daarin staan:
- de activiteiten die de oudere onderneemt als hij niet depressief is;
- de afspraken die gemaakt zijn om de oudere te ondersteunen in het dagelijkse leven, zowel in depressieve als in niet-depressieve periodes;
- de uitwerking van een plan (in samenspraak met de oudere) over hoe zijn lichamelijke toestand wordt gewaarborgd gedurende depressieve periodes (bijvoorbeeld zorg voor eten en drinken, een goede hygiëne en een goed dag/nachtritme);
- de afspraken over hoe de verzorging de oudere benadert als hij zich door zijn depressie 'moeilijk' gedraagt (bijvoorbeeld wat men doet als men ervan overtuigd is dat hij zich niet kan aankleden;
- wat er gedaan wordt om ervoor te zorgen dat de lichamelijke toestand goed blijft tijdens de depressie.

9.4.6 Stap 6: de uitvoering van het plan

Bij de uitvoering is het vooral van belang om tussendoor te evalueren of het plan goed werkt, vooral in depressieve periodes. Kunnen de verzorgenden de problemen in de omgang met de depressieve oudere aan? Werken de in niet-depressieve periodes gemaakte afspraken?

> Mevrouw Mentink gaf aan zelf weer met de huisarts te willen spreken over de ver-
> hoging van de medicatie. Ook gaf ze nogmaals aan 's ochtends wat langer in bed
> te willen blijven liggen. Dit werd toegestaan, maar de verzorgenden gaven aan dat
> ze wel uit bed moest komen en dat ze samen met haar naar activiteiten wilden zoe-
> ken. Mevrouw vertelde dat haar man haar altijd meenam, zonder iets te zeggen,
> maar met zachte aandrang, en haar naar een winkelcentrum vervoerde. Daar aan-
> gekomen knapte ze dan langzamerhand op. Na verloop van tijd gingen ze dan
> samen koffiedrinken.
> Het wassen bleef moeilijkheden geven, mevrouw deed niets als ze alleen gelaten
> werd. Wel kleedde ze zich dan aan. Besloten werd het wassen van haar over te
> nemen en daarna weg te gaan, opdat mevrouw zichzelf aankleedde.

9.4.7 Stap 7: evaluatie

Vragen die bij de evaluatie aan de orde kunnen komen zijn:
- Zijn we erin geslaagd het aantal depressieve periodes terug te dringen?
- Is het leven van de oudere er gedurende de niet-depressieve periodes op voor-
  uitgegaan?
- Werkten de afspraken die we met de oudere gemaakt hebben over de benade-
  ring tijdens de depressie?

> Mevrouw Mentink had in overleg met haar huisarts de medicatie verhoogd en
> stond elke ochtend om 9.00 uur op. De verzorgenden waren ermee begonnen om
> samen met haar koffie te drinken na de verzorging. Ook ging mevrouw nu, samen
> met haar zoon, naar het winkelcentrum. De huisarts sprak met haar af dat ze de
> volgende keer zelf de medicatie zou verhogen en dit aan de verzorging zou door-
> geven. Hij zou dan op bezoek komen.
> Langzamerhand ging mevrouw meer meehelpen bij het wassen.

10

Suïcide bij ouderen

10.1 Inleiding

Ieder van ons kent wel tijden waarin hij het door problemen even niet ziet zitten. Bij erge tegenslag denk je misschien wel eens: 'Was ik maar dood'. Na verloop van tijd (dagen, weken) merken we dat we toch weer plezier hebben in verschillende dingen en is deze 'doodswens' allang weer verdwenen. Maar stel je voor dat je na zo'n 'doodswens' geen plezier meer beleeft, waarom zou je dan nog verder leven?

Uit de literatuur blijkt dat ouderen vaker dan jongeren zelfmoord plegen. Oudere mannen plegen relatief het vaakst zelfmoord. In dit hoofdstuk benaderen we suïcide van twee kanten. In de eerste plaats kijken we naar ouderen die zelfmoord willen plegen omdat voor hun gevoel hun leven ten einde is of omdat de kwaliteit van leven in hun ogen zo slecht is dat ze niet meer willen leven. Hierna kijken we naar ouderen die het leven willen beëindigen als gevolg van het lijden aan een psychische ziekte (psychose, depressie). Bij het methodisch benaderen van ouderen met een doodswens hebben we dit onderscheid weer losgelaten omdat er in veel gevallen sprake is van een combinatie van het leven niet meer zien zitten en lijden aan een depressie.

10.1.1 Wat is suïcide?

Suïcide is het opzettelijk beëindigen van het leven door het uitvoeren van handelingen die het leven bekorten/beëindigen of door het nalaten van handelingen die noodzakelijk zijn voor het voortbestaan. Suïcide is vaak een laatste roep om hulp als mensen niet verder meer kunnen of willen leven in de situatie waarin ze verkeren.

10.1.2 Methodes om suïcide te plegen

Er zijn twee vormen van suïcide: actieve en passieve suïcide.
- De actieve suïcide omschrijven we als: 'handelingen die een zodanige schade aan het lichaam aanrichten dat overlijden op korte of langere termijn hiervan

het gevolg is.' Hieronder kunnen we verstaan: zichzelf ophangen, doodschieten, vergif innemen, van een flat springen, voor de trein springen, een overdosis geneesmiddelen en/of voedingsmiddelen innemen.

- De passieve manier omschrijven we als: 'het niet meer tot zich nemen van voor het voortbestaan van het leven noodzakelijke voedingsmiddelen, medicijnen en/of verzorging.' Men kan er dan voor kiezen om niet meer te eten of te drinken, of een voorgeschreven dieet niet meer te volgen om op deze manier de dood te bespoedigen.

Overigens is dit onderscheid een kunstmatig onderscheid. Voor de 'passieve' methode is in onze ogen evenveel, zo niet meer wilskracht nodig als voor de 'actieve' methode.

Suïcide is een typisch menselijk probleem. Voorzover bekend kan alleen een mens over zijn dood nadenken en pogingen ondernemen om het levenseinde dichterbij te brengen. Zelfmoord komt in alle leeftijdscategorieën voor, ook bij ouderen. Een verschil met jongeren is dat ouderen veel vaker een geslaagde zelfmoordpoging ondernemen. Ook is bekend dat vooral oudere mannen voor een agressieve manier kiezen om een eind aan hun leven te maken. Suïcidepogingen van ouderen slagen vaker dan die van jongeren.

10.1.3   Waarom suïcide?

Om de redenen voor het ondernemen van een zelfmoordpoging te achterhalen, kunnen we het beste kijken naar de 'risicofactoren'. Dit zijn factoren die de kans dat iemand een eind aan zijn leven wil maken, vergroten.

Een van de meest voor de hand liggende redenen is het gevoel dat het leven voltooid is. Dit kan het geval zijn als de lichamelijke vermogens zodanig teruggelopen zijn dat genieten van het leven niet meer mogelijk is. Het verliezen van je partner is een risicofactor en in de praktijk blijkt dat als mensen hun partner verliezen door zelfmoord, de kans dat ze zelf ook suïcide plegen stijgt.

Eenzaamheid door een verminderd aantal sociale contacten op latere leeftijd kan ook een reden zijn om een einde aan het leven te maken. Hierbij kan natuurlijk ook een tekort aan leuke momenten een rol spelen.

Een volgende aanleiding voor suïcide is de angst voor mentale en/of lichamelijke aftakeling met de bijbehorende hulpbehoevendheid en afhankelijkheid. Deze zaken kunnen tot frustratie leiden. Frustratie kan, zoals we in hoofdstuk 13 zullen zien, leiden tot agressie. We zien dat agressie die niet (meer) op zaken buiten de persoon kan worden gericht (door het verminderen van lichamelijke kracht) vaak op de persoon zelf wordt gericht.

Ook gezondheidsproblemen vormen een factor die de kans op suïcide vergroot. Dit is vooral zo bij mensen die toch al negatief zijn over hun gezondheid en die snel geneigd zijn om psychische klachten te vertalen in lichamelijke klachten.

Een extra factor is het doormaken van veel belastende levensgebeurtenissen. Bij veel ouderen die suïcide (trachten te) plegen is er sprake van een opeenhoping van belastende levensgebeurtenissen. Als mensen een eind aan hun leven maken vanuit de overweging dat ze (lichamelijk en geestelijk) te veel achteruit zijn gegaan, eenzaam zijn en te weinig plezierige dingen beleven, dan noemen we dat een 'balanszelfmoord', dat wil zeggen een zelfmoord nadat de balans is opgemaakt. Samenvattend kunnen we zeggen dat de kans op suïcide het grootst is bij ouderen die eenzaam zijn, veel belangrijke levensgebeurtenissen doorgemaakt hebben, hun partner verloren hebben en met gezondheidsproblemen kampen. Deze redenen voor suïcide zien we bij ouderen die psychisch in orde en niet depressief zijn. Zij kunnen hun situatie overzien en inschatten wat de consequenties zijn van hun eventuele zelfmoordpoging. Toch geven veel onderzoeken aan dat ouderen die een zelfmoordpoging ondernemen vaak lijden aan een depressie.

10.1.4 Signalen die aangeven dat het leven ten einde is

Heeft iemand het gevoel dat zijn leven ten einde is, dan betekent dat niet per definitie dat hij zelfmoord wil plegen. Toch kunnen er signalen zijn die aangeven dat de oudere het leven ondraaglijk vindt. Vaak zeggen ouderen dat ze er niets om zouden geven als ze de volgende ochtend niet meer wakker zouden worden; vooral gelovige ouderen verzuchten wel eens: 'Ik wou dat God me kwam halen'. De oudere kan zich in zo'n geval uiten door simpele opmerkingen dat het leven voor hem geen zin meer heeft. Hij wil bijvoorbeeld het liefste bij zijn overleden partner zijn. Hij kan zijn verzorging gaan verwaarlozen.

Mensen sluiten hun leven af, onder andere door het weggeven van persoonlijke bezittingen en het opmaken van een testament. Ook wordt er wel een laatste bezoekje aan familieleden afgelegd. In de woorden waarmee ze afscheid nemen ligt dan vaak de boodschap verborgen dat het einde nadert. Hiermee is natuurlijk niet gezegd dat iedere oudere die bezittingen weggeeft of zijn testament opmaakt een eind aan zijn leven wil maken; het kan ook gedaan worden vanuit een gevoel dat het einde nadert.

Tot nu toe hebben we signalen genoemd die aangeven dat het leven in de ogen van de oudere zijn eind gevonden heeft. Signalen voor suïcide-ideeën zijn echter subtieler: de oudere wil niet meer eten of drinken, hij ontloopt gezelschap en weigert deelname aan bezigheden die hij voorheen leuk vond.

Ook hebben deze ouderen vaker de neiging zich terug te trekken. Hij raakt steeds meer op zichzelf betrokken.

Een ander signaal kan zijn dat men gedrag gaat vertonen dat schadelijk is voor het lichaam, zoals alcohol drinken terwijl men dat voorheen niet of nauwelijks deed, of een dieet opzettelijk verwaarlozen. Hebben de suïcidegedachten al concrete vormen aangenomen, dan staat de persoon in kwestie voor een dilemma: de wil om te leven (overlevingsdrang) strijdt met de wil om te sterven. Is de beslissing eenmaal genomen, dan krijgt hij rust over zich. Als de oudere bekendstond als iemand met zelfmoordplannen, dan wekt deze rust vaak de schijn dat het beter met hem gaat. Het is echter eerder een signaal voor de verpleegkundige om alert te zijn. Alle voornoemde signalen krijgen extra betekenis als ze voorkomen in combinatie met rouwverwerking, somberheid of depressie. Het is echter niet altijd makkelijk om tekenen van depressie bij ouderen te herkennen, omdat zij hun somberheid vaak verbergen achter lichamelijke klachten en niet zo gauw praten over wat hen bezig-houdt. Suïcide blijft helaas een moeilijk te voorspellen verschijnsel.

10.1.5   Suïcide ten gevolge van psychische klachten

Een volgende stap is dus te kijken naar de suïcide-ideeën bij mensen die wél psy-chische klachten hebben. Ouderen die lijden aan een depressie kunnen het idee hebben dat zij het niet waard zijn om te leven. Ook denken zij vaak dat ze schuldig zijn aan allerlei zaken en daarvoor moeten boeten. Vaak blijkt dan dat de aandrang om zelfmoord te plegen op grond van deze gedachten, vecht met de wil om te over-leven. Dit is zeer belastend voor de oudere. Ook kunnen depressieve ouderen hun leven evalueren en denken: 'Ik wil niet nog eens zo'n gruwelijke depressie door-maken'. Deze redenering kan dan tot zelfmoord leiden. Ouderen die psychotisch zijn kunnen onder invloed van de stemmen die ze horen (bijvoorbeeld bevelshallu-cinaties) suïcidale handelingen verrichten. Ook voor hen geldt dat zij kunnen besluiten een tweede psychose vóór te zijn door er een eind aan te maken.

Meneer Verhey is achtentachtig jaar. Tijdens zijn leven heeft hij enige malen een depressie doorgemaakt. Hiervoor is hij steeds met succes behandeld. De afgelo-pen jaren ging het hem niet voor de wind. Hij kreeg een licht hartinfarct en hij lijdt aan staar, waaraan hij nog niet geopereerd is. Zijn vrouw is de laatste maanden zeer hulpbehoevend geworden. Ook overleed een vriend met wie hij meer dan zeventig jaar bevriend was. De thuiszorg verzorgt nu zijn vrouw. Zijn vrouw geeft hem aanwijzingen in de dagelijkse gang van zaken, maar vanwege zijn staar ziet hij niet goed.

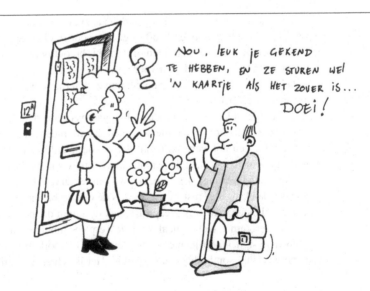

10.1.6 Signalen van ouderen die in de war en/of depressief zijn

Een eerste signaal van psychisch verwarde ouderen is de opmerking dat ze het idee hebben dat ze niet mogen leven.

Andere signalen zijn: zich terugtrekken uit de interactie en weglopen. Een opvallend signaal is het zichzelf beschuldigen of beschadigen. Het best waarneembare signaal is natuurlijk als ouderen zeggen dat ze er een eind aan willen maken.

In de psychiatrie zijn er groepen mensen die men aanmerkt als 'risicogroep' voor suïcide. Deze risicogroepen zijn:

- depressieve ouderen;
- mensen die al eerder een suïcidepoging ondernomen hebben;
- ouderen met een psychische ziekte;
- alcoholisten;
- mensen die trauma's opgelopen hebben in hun leven;
- mensen die een verlies niet kunnen verwerken;
- mensen die in een sociaal isolement verkeren;
- mensen die de ouderdom, ziekte of afhankelijkheid niet kunnen aanvaarden.

Het zal duidelijk zijn dat hoe meer van deze factoren op iemand van toepassing zijn, hoe groter de kans op zelfmoord is.

De laatste weken wordt de gezinsverzorgende bang. Meneer Verhey raakt steeds meer in zichzelf gekeerd en heeft doorlopend een slecht humeur, iets wat zijn vrouw ook opvalt. Vaak zondert hij zich af en zit in de patio wat voor zich uit te staren. Een keer merkte hij op: 'Het is goed dat jij er bent, vrouw, anders wilde ik niet eens meer wakker worden.'

Zoals je ziet lijken de risicofactoren van mensen die psychisch ziek zijn veel op de factoren die we noemden bij mensen die niet psychisch ziek zijn. Hiermee is eens te meer aangegeven dat de grens tussen gezond en ziek op psychisch terrein geen scherpe lijn is.

Meneer Verhey oogt steeds somberder en eet bijna niets meer. Zijn vrouw probeert hem op te beuren; ze tracht hem zover te krijgen weer klassieke concerten te bezoeken, iets waar hij vroeger altijd zo van genoot. Hij wil niet, er is immers niemand die met hem mee kan gaan. Ook zet zij zijn favoriete cd's op, maar dan loopt hij weg. De huisarts wordt geconsulteerd. Deze schrijft hem antidepressiva voor en adviseert hem naar het buurtcentrum te gaan. Meneer gaat de week daarna naar het buurtcentrum, onder begeleiding van een gezinsverzorgende. Hij vindt er niets aan. De volgende dag kan hij plotseling niet meer opstaan; na enig speuren blijkt dat hij een overdosis van de antidepressieve medicijnen heeft ingenomen.

10.2   **Gevoelens die suïcidale ouderen oproepen bij verzorgenden**

Suïcide is natuurlijk een beangstigend onderwerp. De dood is in veler ogen nog een taboe waar niet over gepraat wordt. Jongeren staan, voor hun gevoel, nog ver van de dood af, zoals ze ook nog ver afstaan van de achteruitgang die komt met het ouder worden en van de last die dit met zich meebrengt. Het verlangen van een oudere om een eind aan zijn leven te maken brengt de dood opeens beangstigend dichtbij. Tegelijkertijd is de wens om dood te gaan in strijd met onze eigen overlevingsdrang. Bovendien kunnen we de zware strijd die de oudere die zich wil suïciteren levert, niet zien. Innerlijk kan de oudere in strijd zijn met zichzelf: de overlevingsdrang vecht met de wil om zich te suïciteren. Het feit alleen al dat je er een eind aan wil maken is een grote last op de schouders van de oudere. Deze last wordt vaak niet gezien door anderen. Verzorgenden reageren dan ook vaak afkeurend op het voornemen om er een eind aan te maken: zij hebben geen oog voor de innerlijke strijd.

Ook de angst om erover te praten met de oudere speelt menige verzorgende parten. Tegelijkertijd wordt zij gekweld door de angst dat de oudere zich suïcideert en zij hem als eerste vindt.

10.3   **Valkuilen in de omgang met suïcidale ouderen**

Er zijn heel wat valkuilen in de omgang met ouderen die suïcidaal zijn of waarvan men denkt dat ze suïcidaal zijn.

Laten we beginnen met de situatie waarin men alleen maar denkt dat de oudere suïcidaal is. Hier is natuurlijk de grootste valkuil er niet met de oudere over te spreken uit angst hem op een idee te brengen. Vaak ontstaat hierdoor grote spanning, zowel bij de oudere als bij de verzorgende. Immers, de verzorgende denkt: 'Zou hij vermoeden dat ik denk dat hij aan zelfmoord denkt, ik zal maar niets zeggen, anders breng ik hem nog op een idee'. De oudere daarentegen denkt: 'Zou zij al vermoeden dat er wat mij betreft een eind aan mag komen, ik zal maar niks zeggen, anders wordt ze bang of vertelt ze het aan anderen'. Toch zal de oudere graag eens willen praten over zijn doodswens.

Een valkuil bij ouderen van wie je weet dat ze een eind aan hun leven willen maken, is als de persoon in kwestie je verzoekt daarover met niemand te praten. Dit brengt je natuurlijk in gewetensnood: 'Als ik het zeg, beschaam ik het vertrouwen dat de ander in mij stelde; zeg ik het niet en maakt hij er een eind aan, dan ben ik tekortgeschoten.' Het is noodzakelijk dat verzorgenden zich realiseren dat ze ook tegen een oudere die suïcidaal is, assertief mogen zijn. Je mag gerust aangeven dat je de last van de mededeling niet alleen kunt dragen en dat je voor jezelf en voor de oudere hulp zult halen. De oudere kan de hulp van de deskundige dan nog altijd afwijzen, jij hebt dan wel je plicht gedaan.

Een andere valkuil is zelf te oordelen in een situatie waarin iemand aangeeft dat het voor hem niet meer hoeft. Je zou kunnen oordelen in de trant van: 'Och, hij is al zo oud, het is goed te begrijpen dat hij niet meer wil'. Je beslist dan op eigen kracht dat er niets gedaan hoeft te worden. Je kunt ook oordelen: 'Och, het zal zo'n vaart niet lopen, dat zegt hij zo vaak' of: 'Dit kan zo niet, ik schakel onmiddellijk iemand in.'

Het is ook zeer riskant om op eigen kracht te proberen de oudere van zijn voornemen af te houden. Bij al je oordelen over de suïcidewens loop je het risico dat de oudere toch zelfmoord pleegt, terwijl je er niet met anderen over praat. Dit kan tot grote spanningen bij jezelf leiden.

Een soms voorkomende valkuil is het gegeven dat depressieve ouderen soms dreigen met zelfmoord om aandacht of hun zin te krijgen. Ze weten uit ervaring dat verzorgenden schrikken van het dreigement en op dat moment meer aandacht aan de oudere gaan schenken om het gevaar af te wenden; dit brengt de oudere in de verleiding om er een volgende keer opnieuw mee te dreigen als het iets oplevert. Dit wil overigens niet zeggen dat ouderen die snel dreigen met zelfmoord in werkelijkheid geen suïcidale gedachten hebben.

10.4 Methodische benadering van suïcidale ouderen

10.4.1 Stap 1: informatie verzamelen

De eerste stap bij het informatie verzamelen is natuurlijk na te gaan of de oudere depressief is. Ook is het goed om na te gaan of de oudere eerder depressief is geweest, en zo ja of hij destijds ook suïcideneigingen had. Hierbij zoek je dan uit welke hulp er destijds is gegeven. Veruit de belangrijkste stap is te inventariseren welke signalen we hebben gekregen dat de oudere suïcidaal is in:

- gesprekken met de oudere;
- opmerkingen van de oudere;
- opmerkingen van personen die hem goed kennen;
- pogingen van de oudere om er zelf een eind aan te maken;
- het feit dat de oudere weinig of niets meer doet om zichzelf in leven te houden.

Ook dienen we te inventariseren op welke manieren de oudere aangeeft dat hij zelfmoord wil plegen. Een punt van aandacht is ook of de oudere aangeeft zichzelf in de hand te kunnen houden. De toestand van de teamleden is natuurlijk ook van belang: kunnen zij de spanning aan?

Naast alle informatie die je verzamelt over de toestand van de oudere, is het van belang te weten in hoeverre er deskundige hulp voorradig is om de oudere te ondersteunen en of de oudere bereid is hierover te praten. Is er iemand met wie de oudere al een goede band heeft en kan die persoon de spanning aan?

Als laatste dienen we te kijken met wie de oudere over zijn eventuele voornemen gesproken heeft en of alle verzorgenden ervan op de hoogte zijn. Kunnen alle verzorgenden het omgaan met de suïcidale oudere wel aan?

> Meneer Verhey wordt opgenomen op de PAAZ. Hier wordt zijn maag leeggepompt en knapt hij lichamelijk snel weer op.
>
> De maatschappelijk werker van het ziekenhuis spreekt met hem en zijn vrouw over de tijd voor de suïcidepoging. Hieruit blijkt dat de voortekenen eigenlijk door beiden over het hoofd gezien zijn. Daarnaast kijkt men naar het 'steunsysteem' van meneer: hij blijkt alleen nog twee zussen te hebben die ver weg wonen. Ook maakt hij wel eens een praatje met de buurvrouw. Zijn vrouw en de verzorgenden zijn hevig geschrokken: ondanks zijn voorgeschiedenis van depressies had men het niet zien aankomen. Mevrouw wil dat haar man pas naar huis komt als hij niet meer suïcidaal is.

10.4.2   Stap 2: het probleem formuleren

Op de eerste plaats willen we, in samenspraak met de oudere, iets kunnen doen aan de sombere gemoedstoestand van de oudere. Hierbij kijken we ook naar de voortekenen. Een deel van de probleemstelling betreft dan ook het aanbieden/verzorgen van ondersteunende contacten voor de oudere die met een suïcidepoging om hulp heeft geroepen. Ten tweede willen we afspreken hoe we omgaan met het suïcidale gedrag. Waar kan de oudere bij hernieuwde suïcidedrang op terugvallen? Op de derde plaats is het van groot belang de relatie die de oudere had met zijn verzorgenden, familieleden en partner te 'herstellen'. Immers, de suïcidepoging – die je stiekem moet doen, anders word je bij de poging al tegengehouden – heeft de anderen angstig gemaakt. Dit schaadt het vertrouwen dat de ander in je heeft. Dit vertrouwen moet weer opgebouwd worden, terwijl de oudere zelf vaak worstelt met schuldgevoelens over het stiekeme karakter van zijn daad, nog aangevuld met het gegeven dat hij zich mijlenver verwijderd voelt van zijn geliefden en verzorgenden doordat hij een eind aan zijn leven wilde maken. Ten vierde is het van belang te inventariseren of de verzorgenden ermee om kunnen gaan. Zij die het er moeilijk mee hebben moeten ondersteuning krijgen.

> Meneer Verhey praat onder leiding van de psycholoog met zijn vrouw en de gezinsverzorgende. Hij geeft aan dat hij zich steeds eenzamer begon te voelen en dat zijn vrouw, de huisarts en de gezinsverzorgende hierop reageerden met het aanbieden van leuke dingen. Hij kon er echter door zijn depressie niet van genieten. Hij neemt het zichzelf kwalijk dat hij een zelfmoordpoging deed terwijl iedereen bezig was hem te ondersteunen; de medicijnen hadden zijn bewegingen wel soepeler gemaakt maar zijn doodswens was gebleven. Telkens als hij met zijn vrouw over de angst dat hij zichzelf iets zou aandoen wilde praten, had zij optimistisch geantwoord: 'Wacht maar even, de medicijnen werken zo.' Hij voelde zich daardoor hoe langer hoe eenzamer.

10.4.3 Stap 3: de doelstelling formuleren

De doelstelling dient in elk geval te omvatten:
* het herstellen van het contact met de oudere zodat er
  – gepraat kan worden over de aanleiding,
  – gepraat kan worden over de toekomst;
* men dient aandacht te besteden aan de draagkracht van verzorgenden en familie;
* verzorgenden moeten gesteund worden in hun streven om duidelijk te kunnen zijn naar de oudere: hun steun moet 'echt' kunnen zijn, dat wil zeggen dat ze hun gevoel moeten kunnen uiten en kunnen aangeven of ze al dan niet met de oudere kunnen en willen praten over zijn voornemen.

Meneer Verhey blijft opgenomen totdat de medicijnen zijn stemming verbeterd hebben. Hierna gaat hij af en toe een dagje naar huis. Hij blijft gesprekken voeren met zijn echtgenote en de gezinsverzorgende. Daarin stelt men zich ten doel:
* meneer meer ondersteunende contacten aan te bieden waarin hij over zijn gevoelens kan praten;
* afspraken te maken over hoe te handelen als meneer zichzelf niet meer in de hand denkt te hebben;
* te kijken of de frustraties van meneer, zijn oogklachten en de hulpbehoevendheid van zijn vrouw, verminderd kunnen worden.

10.4.4 Stap 4: brainstormen over ideeën en oplossingen

Bij het brainstormen komt het eropaan dat – indien mogelijk – de oudere en zijn familie meedenken over de manier waarop we de gewenste doelen willen bereiken. Wat er ook bedacht of besloten wordt, de oudere moet zelf willen en kunnen meewerken. Kijk in ieder geval of het mogelijk is om een lijst te maken van de voortekenen van een suïcidepoging, bij voorkeur samen met de oudere.

10.4.5 Stap 5: de benaderingsmethode kiezen en een plan van aanpak opstellen

Bij het kiezen van een methode maken we een plan om samen met de oudere en familie een volgende poging te voorkomen door het gebruik van medicijnen (indien nodig) en/of het opbouwen van een meer bevredigende levensstijl.

> Meneer en mevrouw Verhey besluiten, in overleg met de hulpverleners, om het volgende te doen. De oogarts wordt gevraagd om meneer in verband met zijn situatie sneller te opereren. Het echtpaar gaat nadenken over het wonen in een verzorgingshuis, omdat daar meer hulp beschikbaar is en er meer sociale contacten zijn. Mochten de suïcideneigingen weer de kop opsteken, dan kan meneer onmiddellijk de 24-uursdienst van de Riagg bellen.

10.4.6 Stap 6: de uitvoering van het plan

Gedurende de uitvoering moet er met name weer aandacht zijn voor de voortekenen die erop wijzen dat het suïcidegevaar weer de kop opsteekt. Het is van belang dat ze geregistreerd worden en met de oudere worden besproken. Vooral dit laatste geeft de oudere veel steun. Immers, als de spanning te hoog oploopt omdat meneer in toenemende mate bezig is met de dood, is er altijd iemand die hulp biedt. Ook leert de oudere hierdoor zelf te letten op de voortekenen, waardoor de controle over het eigen leven weer toeneemt. Voor de verzorgenden is het belangrijk te bespreken wat er gebeurt en wat men opgemerkt heeft. Dit heeft een betere kwaliteit van zorg tot gevolg, want als de waarnemingen van alle zorgverleners naast elkaar worden gelegd, wordt gemakkelijk een bepaald gedragspatroon van de oudere duidelijk. Tegelijkertijd kunnen de verzorgenden elkaar steunen en hun spanningen bij elkaar kwijt.

10.4.7 Stap 7: evaluatie

Bij de evaluatie is het belangrijk om te kijken of de oudere weer zover is dat hij weer zin heeft in het leven. Ook moeten we bekijken – samen met de oudere – of hij nu in staat is om te gaan met een eventuele heropleving van de doodswens. Dit kan door hulp te zoeken in de vorm van gesprekken of het in overleg met de arts verhogen van de medicatie. Ook moet beoordeeld worden of de oudere genoeg overzicht heeft om de gevolgen van zijn daden te overzien.

10.5 Acties na een zelfmoord

Vindt er dan toch een suïcide plaats, dan kan dit tot gevolg hebben dat ouderen die met dezelfde gedachten speelden ook een poging doen. Het kan immers voor medebewoners of leeftijdsgenoten de betekenis krijgen van een mogelijkheid om de eigen problemen op te lossen. Om suïcide-imitatie te voorkomen is het belangrijk er openlijk over te praten. Welke gevoelens roept een suïcide op bij anderen en hoe zit het met hun eigen doodsverlangens en suïcidegedachten.

Voer korte, concrete gesprekken met ouderen die hierom vragen. Wees soepel als de oudere om aandacht vraagt. Ga in de gesprekken na welke betekenis een oudere aan de ingrijpende gebeurtenissen in zijn eigen leven geeft. Let erop welke beoordeling zij geven over hun leven. Als de conclusie is: 'Mijn leven is ook ten einde, ik had het net zo goed kunnen zijn', dan is verder praten over de doodswens van de oudere gewenst. Je houdt de oudere wat meer in het oog, maakt gevoelens van hulpeloosheid van jezelf en de oudere bespreekbaar. Het bespreken van je eigen gevoel van hulpeloosheid kan een opening zijn om met de oudere te bespreken hoe hij zich voelt.

In deze discussie is het van belang alle alternatieven voor suïcide te noemen, zoals praten met een hulpverlener, troost zoeken bij lotgenoten, accepteren dat je hulp nodig hebt of je hart uitstorten bij familie of kennissen. Ook mag je gerust wijzen op de gevolgen voor de nabestaanden.

Als verzorgende heb je ook een signalerende functie. Je dient op te letten of er symptomen zijn die wijzen op een naderende suïcidepoging. Deze symptomen zijn bijvoorbeeld weglopen of het opsparen van medicijnen. Als je dit signaleert, dien je dit direct door te geven aan de huisarts en/of de Riagg. Ook dien je veel aandacht te geven aan het psychosociale gebeuren op de afdeling. Sommige ouderen zien hun vriendschap met de overledene plotseling afgebroken, en zitten met het schuldgevoel dat ze nooit serieus met de overledene gepraat hebben, terwijl hij wel eens heeft laten blijken het leven niet meer te zien zitten.

11 Stemmingsstoornissen bij ouderen: manie en manisch-depressieve psychose

Inleiding

We zijn allemaal wel eens uitgelaten. De stemming is ontspannen, het is zaterdag-avond, de drank vloeit rijkelijk. Samen met je vrienden feest je gezellig door. Je voelt je ontremd en denkt dat je de hele wereld aankunt. Per ongeluk draaf je zo hard door bij het grappen maken dat je iemand beledigt. De volgende ochtend heb je spijt en bied je je excuses aan. Wanneer je een manie hebt, blijft je stemming opgewonden en besef je niet dat het nodig is af en toe kalm aan te doen.

11.1 Wat is een manie?

Een manie is een stemmingsstoornis. 'Stemming' zou je kunnen omschrijven als het *langdurig* grondgevoel dat iemand heeft. Stemming wordt maar weinig en slechts kort beïnvloed door gebeurtenissen. Een affect daarentegen zou je kunnen omschrijven als een *kortdurend*, vaak heftig gevoel dat uitgelokt wordt door de omgeving.

Een voorbeeld maakt het verschil duidelijk. Stel je bent van nature een vrolijk gestemd persoon (stemming). Plotseling word je door iemand diep beledigd en je reageert woedend (affect). Na enige tijd herstelt je grondstemming weer en ben je weer opgewekt. Een manie is dus een stoornis in de grondstemming, die we hierna verder zullen uitleggen.

Wij zijn allemaal wel eens opgewekt (er is iets leuks gebeurd, je zit lekker in je vel) of bedroefd (je bent iets kwijtgeraakt, hebt een tegenslag gehad). Deze affecten wisselen elkaar af, maar over het algemeen hebben we een redelijk gelijkmatige stemming. Bij de manische mens verdwijnt deze gelijkmatige stemming gedurende enige weken tot maanden, om plaats te maken voor een continue opgewonden, blije en overmoedige stemming. Manische mensen overschatten zichzelf, ze denken alles (aan) te kunnen. Ze nemen geen rust en pakken alles aan wat op hun weg komt. Ze zijn vaak zo gehaast en met allerlei plannen bezig dat ze geen rekening houden met hun eigen verzorging en de gevoelens van anderen.

Worden ze in hun overmoedige aanpak geremd door personen die hen tot kalmte manen, dan kunnen ze zeer gefrustreerd reageren. Uiteindelijk kan deze situatie tot uitputting leiden.

Een manie is eigenlijk een ziekte die waarschijnlijk erfelijk is. Een manie komt vaak voor in combinatie met een depressie; manische en depressieve periodes wisselen elkaar dan af. Dit noemen we dan de manisch-depressieve psychose. De manisch-depressieve psychose is erfelijk. De manische en de depressieve psychosen duren dan elk ongeveer zes weken, terwijl ertussenin een tijdje een normale stemming kan zitten.

Ter voorkoming van deze stemmingsschommelingen wordt veelal gebruikgemaakt van het geneesmiddel lithium. Dit voorkomt (mits doorlopend ingenomen) vaak de ontsporingen van de stemming. Dit medicijn kan aangevuld worden met antidepressiva of medicijnen om de onrust te beteugelen.

Jan Willems is machinebankwerker. Hij werkt al enige jaren bij een autobedrijf als er problemen op het werk ontstaan. Hij bemoeit zich met de bedrijfsvoering en loopt steeds te vertellen hoe de winstgevendheid omhoog zou kunnen. Zijn baas waardeert hem om zijn vakmanschap en zachtaardige karakter. Nu echter komt er steeds minder werk uit Jans handen. Hij becommentarieert ieders werk en doet zelf bijna niets meer. Zijn vrouw slaat alarm. Jan slaapt bijna niet meer en loopt banken af om twee miljoen gulden te lenen om een garage over te nemen, terwijl hij daar de papieren niet voor heeft en ook niet het karakter. Hij bedreigt bankmedewerkers die hem geen geld willen lenen.

Jan wordt tegen zijn zin opgenomen in een psychiatrisch ziekenhuis. Daar stelt men de diagnose 'manie' en men constateert dat een oom van Jan aan manisch-depressieve psychosen heeft geleden. Jan wordt behandeld met lithium en knapt spoedig op.

11.1.1 Manie bij ouderen

Het komt niet vaak voor dat manieën voor het eerst op latere leeftijd optreden. Vaak zijn ouderen die lijden aan een manisch-depressieve psychose (of aan manieën, hoewel deze zelden voorkomen zonder depressieve periodes) allang bekend met deze ziekte. Ze hebben de ziekte al veel eerder in hun leven ontwikkeld. Een manie is echter voor ouderen extra gevaarlijk; door hun verminderde lichamelijke conditie lopen zij sneller het risico te bezwijken onder de lichamelijke uitputting die de manie met zich mee kan brengen. Veel ouderen die lijden aan manische periodes zijn reeds lang gestabiliseerd met behulp van medicatie. Wel zien we bij ouderen na langdurig gebruik van medicatie tegen manische depressiviteit soms de zogenaamde 'rapid cycling', manische depressiviteit, optreden, waarbij manische en depressieve psychosen elkaar zeer snel afwisselen.

> Jan gaat weer aan het werk, maar stopt na enige jaren met de medicatie en wordt weer druk. Hij wordt opgenomen en opnieuw ingesteld op lithium. Dit keer duurt dat langer dan de eerste keer en moet Jan na ontslag regelmatig bijgestuurd worden. Vooral in drukke tijden op de zaak wil hij stoppen met het medicijn. Zijn vrouw moet dan alle zeilen bijzetten om hem aan zijn medicatie te houden.

11.1.2 Manisch-depressieve psychose

De manisch-depressieve psychose is, zoals de naam al doet vermoeden, een ziektebeeld waarbij manische en depressieve episodes elkaar afwisselen. In plaats van de normale stemmingswisselingen zoals elk mens die kent, zal de lijder aan de manisch-depressieve psychose periodes doormaken waarin hij extreem opgewekt is, zich geen rust gunt en denkt alles aan te kunnen (manische periode). De keerzijde van deze manische periodes zijn de depressieve psychoses, waarin de lijder zeer depressief is (zie hoofdstuk 9). Deze ziekte, die erfelijk is, laat zich goed behandelen met het medicijn lithium. Dit voorkomt het uitbreken van manische en depressieve periodes en maakt ze minder heftig. Nadeel van dit medicijn is wel dat je het elke dag moet slikken en dat je lichamelijk goed onder controle moet blijven (vooral de nierfunctie moet worden gecontroleerd). Ook zal de arts regelmatig bloed afnemen om te controleren of er nog genoeg medicijn in het bloed zit. Door lithium te gebruiken kan men zelfstandig in de maatschappij functioneren; zonder dit medicijn was dat in veel gevallen niet mogelijk geweest.

> Na twintig jaar trouwe dienst wordt Jan ontslagen omdat de zaak failliet is. Hij komt niet aan ander werk: hij is 'te oud' of het 'gezondheidsrisico is te groot', zo kreeg hij te horen. Jan neemt zijn medicijnen weer onregelmatig in en stort in een diepe depressie, hij voelt zich waardeloos en laat zich uit over suïcide. Zijn vrouw, die inmiddels zelf een parttime baan heeft gevonden, durft hem niet meer alleen te laten. Jan wordt weer opgenomen en met antidepressiva behandeld. Hierna gaat de arts weer over op lithium. Daarvan knapt Jan weer op.

11.2 Gevoelens die manische ouderen oproepen bij verzorgenden

In deze paragraaf zullen we alleen de gevoelens bespreken van verzorgenden ten aanzien van ouderen die lijden aan een manie; de gevoelens ten aanzien van depressieve ouderen zijn in hoofdstuk 10 al behandeld.

Verzorgenden staan vaak huiverig tegenover manische ouderen. De oudere die lijdt aan een manie wil maar niet rusten en kan in zijn drukte de verzorgenden die hem willen afremmen, van van alles en nog wat beschuldigen. Ook leidt dit tot onrust en ongerustheid bij de verzorgenden, omdat zij weten dat de oudere als hij drukker wordt, steeds minder beïnvloedbaar is. Als een verzorgende te direct probeert de oudere te kalmeren en zijn activiteiten te structureren, dan ziet deze dit al snel als een inmenging in zijn eigen zaken en gaat hij zich verzetten. Dit leidt tot woede bij de verzorgenden; ze bedoelen het immers goed, terwijl de oudere hen in zijn manische periode van allerlei dingen beschuldigt.

11.3 Valkuilen in de omgang met manische ouderen

De valkuilen in de omgang met manische ouderen zijn legio. Ze houden vaak verband met het gedrag van de oudere tijdens de manische periode. Een eerste valkuil is dat men niet goed bekend is met de voortekenen van de manie. Dit kan tot verrassingen leiden als de manische periode 'opeens' losbarst. Een ander probleem kan zijn dat niet goed doorgesproken is met de oudere wat er gedaan wordt als hij manisch wordt. Dit kan betekenen dat er geen afspraken zijn over de hoeveelheid rust die de oudere zal nemen, wat tot gevolg heeft dat je de oudere in zijn drukke periode moet overreden om te gaan rusten. Een heel verraderlijke valkuil is het meegaan van de verzorgende in de manische ideeën van de oudere. De manische oudere kan soms hele vreemde ideeën op een overtuigende manier brengen en anderen ertoe bewegen daarin met hem mee te gaan.

> Jan vindt geen baan meer, maar gaat vrijwilligerswerk doen terwijl zijn vrouw haar baan uitbreidt. Na haar pensionering raakt mevrouw bij een auto-ongeval betrokken, waardoor ze in een rolstoel belandt. Nu wordt de situatie precair: Jan steunt haar in alles, maar het kost haar meer moeite om zijn medicatiegebruik te controleren, met als gevolg dat Jan steeds minder slaapt en vroeg opstaat om het huis voor haar in orde te maken. Ook wil hij steeds vaker met haar vrijen om te bewijzen dat hij nog van haar houdt. Het valt haar steeds zwaarder hem af te wijzen. Mevrouw klaagt haar nood op een gegeven moment bij haar huisarts.

11.4 Methodische benadering van manische ouderen

11.4.1 Stap 1: informatie verzamelen

Op de eerste plaats is het bij een manie heel belangrijk dat we goed inzicht hebben in de verschijnselen die een nieuwe manische periode aankondigen (de prodromen). Die tekenen kunnen heel verschillend zijn; we noemen er enkele:
- het gaan dragen van een ander type kleding of een bijzonder kledingstuk;
- 's nachts minder of juist meer slapen;

- minder makkelijk in de omgang worden (veel betogen gaan afsteken of minder invoelend worden);
- verminderde medicatietrouw;
- meer geld gaan uitgeven;
- (seksueel) ontremd raken;
- langzamerhand steeds opgewekter raken;
- al te grote ideeën krijgen (zoals denken zeer machtig te zijn of zeer rijk);
- steeds weer over hetzelfde onderwerp praten en daarover doordrammen.

Hetzelfde geldt natuurlijk voor de heropleving van depressieve psychosen; voortekenen hiervan kunnen zijn:
- verminderde medicatietrouw of onvrede met de medicijnen;
- somber gedrag;
- geprikkeld worden;
- snel boos zijn;
- veel gaan piekeren;
- het eten smaakt minder;
- doorslaapstoornissen of lang slapen;
- moeite met het uit bed komen;
- 's avonds een beter humeur hebben dan 's ochtends.

Een volgende vraag is welk gedrag de oudere vertoont tijdens de manie of depressie. Op welke terreinen wordt hij een gevaar voor zichzelf (te weinig rust nemen, niet slapen, te veel geld uitgeven, onverstandige zakelijke transacties doen of (seksueel) ontremd raken).

Vanzelfsprekend is het van belang op de medicatietrouw van de oudere te letten. Vaak wordt een manische of depressieve periode voorafgegaan door een verminderde medicatietrouw en die kan natuurlijk ook een manische periode uitlokken.

Het is ook belangrijk om te weten of er een zorgcontract met de oudere is gemaakt tijdens de periode dat hij niet manisch of depressief was, over hoe hij verzorgd wil worden als hij manisch is. De volgende vraag is dan ook of, indien mogelijk samen met de oudere, is afgesproken hoe de benadering zal zijn in geval van een (dreigende) manie. Welke verzorgenden hebben een goed contact met de oudere en kunnen invloed op hem uitoefenen als hij erg druk is?

Jan dreigt te ontsporen. Hij onderhandelt stiekem met aannemers om het huis grondig te verbouwen voor zijn vrouw. Het gaat hierbij om bedragen die ze nooit kunnen ophoesten en Jan overlegt niet met zijn vrouw. Subsidiemogelijkheden voor het aanpassen van het huis wijst hij verontwaardigd af, dat is beneden zijn stand. De huisarts is heel duidelijk: hij schrijft extra medicijnen voor en geeft aan dat hij zijn vrouw meer rust moet gunnen. Jan vindt dit flauwekul, maar onder druk van zijn broer geeft hij toe. Het blijkt dat Jan moeite heeft de zorg voor zijn vrouw uit te voeren, de huisarts stelt thuiszorg voor, waarmee Jan instemt.

11.4.2   Stap 2: het probleem formuleren

De probleemstelling omvat verschillende aspecten die afhankelijk zijn van de toestand van de oudere en van zijn voorgeschiedenis.

Ten eerste: is de oudere reeds lang gestabiliseerd en hebben zich reeds lang geen manische en/of depressieve periodes meer voorgedaan, dan richt de probleemstelling zich al snel niet meer op de manie of de depressie. Veeleer richt men zich dan op het opbouwen van een stabiel leven met voldoende leuke momenten.

Ten tweede: heeft de oudere onlangs nog een manische of depressieve psychose doorgemaakt en is hij nog maar kort gestabiliseerd, dan is voor de probleemstelling van belang:

- Een rapportage van de psychische toestand van de oudere, om een eventuele nieuwe opleving te voorkomen.
- Zijn er afspraken met de oudere?
- Is iedere verzorgende in staat met het manische of depressieve gedrag van de oudere om te gaan?

De thuiszorgmedewerkers hebben weinig problemen met het verzorgen van mevrouw, maar des temeer met Jan. Hij loopt goedbedoelend achter hen aan en geeft bij alles aan hoe het volgens hem moet. Als men daar met hem over wil praten, is hij daar doof voor; hij weet immers het best hoe zijn vrouw het wil. De extra medicatie werkt nog niet al te best, hij slaapt wel wat meer, maar houdt zijn vrouw nog vaak wakker. Hij wordt steeds drukker, op het geagiteerde af. Er klinkt steeds meer boosheid in zijn woorden door. Als probleem stelt men nu dat Jan niet goed in te stellen is.

11.4.3   Stap 3: de doelstelling formuleren

De complete doelstelling voor de manisch-depressieve oudere kan luiden: het stabiliseren van de psychische toestand van de oudere middels het gebruik van medicatie en begeleiding gedurende manische en depressieve periodes. Bovendien streven we ernaar dat we met de oudere afspraken maken over het trachten te voorkomen van manische en depressieve periodes en over hoe hij verzorgd wil worden tijdens volgende manische en depressieve periodes.

Deze doelstelling kan worden aangevuld met deeldoelstellingen, die betrekking hebben op specifieke onderdelen van de psychische en lichamelijke toestand van de oudere, zoals het voorkomen van uitputting, het nemen van genoeg rust en het voorkomen van opwinding. Ook het voorkomen van onverantwoorde daden van de oudere kan een aandachtspunt zijn.

> Tijdens een vergadering samen met de huisarts stelt de thuiszorg voor Jan weer op te laten nemen. De huisarts wil nog een keer proberen om Jan goed in te stellen, ditmaal met hulp van de psychiater van de Riagg. Ook wil men proberen om Jan meer activiteiten buitenshuis te geven. Na het ongeluk van zijn vrouw is hij geleidelijk aan gestopt met het vrijwilligerswerk.

11.4.4 Stap 4: brainstormen over ideeën en oplossingen

Veel van het brainstormen kan vervangen worden door met de oudere te overleggen over het voorkomen van ziekteperiodes en over zijn behandeling tijdens een eventuele terugval. We hebben een gezamenlijk doel.

We moeten natuurlijk wel brainstormen over de vraag hoe we de oudere kunnen behoeden voor prikkels tijdens de drukke periodes of over een vaste rusttijd als je ziet dat de oudere wat drukker wordt. Ook is het goed na te denken over de manier waarop we met de oudere afspreken dat hij toch opstaat als hij zich somber(der) voelt. Daarmee kan wellicht een nieuwe depressieve periode voorkomen worden; veel op bed liggen vergroot immers ook de kans op een depressie. Een vast dag- en nachtritme geeft dus genoeg rust om drukke periodes tegen te gaan en genoeg activiteit om de oudere in somberder periodes te motiveren om op te staan.

> De thuiszorg stelt voor dat de psychiater met Jan overleg voert over zijn medicatie, zijn activiteiten en zijn slaapgedrag. Ook wil men hem weer vrijwilligerswerk geven, maar men ziet hiervan af omdat men bang is dat Jan zich daar ook weer fanatiek op gaat storten. Men oppert het idee om het echtpaar een vaste verzorgende toe te wijzen, met wie ze een band kunnen opbouwen. Dit idee wordt goed ontvangen, maar men ziet toch nogal wat bezwaren: het werken met Jan is zwaar en je moet wel overwicht op hem hebben. Uiteindelijk besluit een oudere verzorgende die een cursus 'specialistische gezinszorg' heeft gevolgd bij Jan te gaan werken, als zij de garantie krijgt dat zij als het te zwaar wordt, vervangen zal worden. Een collega functioneert als reserve.

11.4.5 Stap 5: de benaderingsmethode kiezen en een plan van aanpak opstellen

Kies een aantal invalshoeken van waaruit je het druk worden denkt te kunnen voorkomen en spreek een vast dag- en nachtritme af. Bespreek wie met de oudere over de voorgestelde aanpak zal overleggen. Stel met de oudere alvast enkele evaluatiemomenten vast, het kan immers zijn dat het voorgestelde dag- en nachtritme te strak of te los is opgesteld. Bespreek ook hoe de oudere met de behandelend arts of psychiater overlegt over eventuele bijstelling van medicijnen.

11.4.6 Stap 6: de uitvoering van het plan

Bij de uitvoering is het van belang dat je behalve aan het stabiliseren van de ont-remde oudere en het doseren van activiteiten ook aandacht besteedt aan de draag-kracht van de verzorgenden. De draagkracht van de verzorgenden en de toestand van de oudere zijn er het meest bij gebaat als je (verbaal en middels medicijnen) daadwerkelijke invloed krijgt op het gedrag van de oudere. Niets is zo fnuikend als te merken dat afspraken niet nagekomen worden en de oudere doorgaat met zijn uiterst vermoeiende gedrag. Ook dient heel duidelijk te zijn hoe lang het duurt voordat de medicatie werkt en er een einde komt aan de overspannen drukte.

Voor de verzorgende is het van belang empathie te tonen voor de oudere; die wordt immers steeds geremd in zijn bezigheden en kan daardoor gefrustreerd raken. Het vergt overleg om hem een compromis aan te bieden; door een beetje toe te geven aan zijn drang naar activiteit kan bereikt worden dat de oudere instemt met een rustperiode.

De verzorgende krijgt langzaam contact met Jan en leert, door consultatie van de psycholoog, hem te sturen door heel duidelijk te zijn: 'Dit kun je beter niet doen; je kunt nu beter dit karwei voor mij doen.' Doordat zij hem steeds een alternatief biedt voor zijn 'wilde' plannen, is Jan geneigd haar adviezen op te volgen. Hij kan zo, met instemming van de gezinsverzorgende, iets doen voor zijn vrouw. De psy-chiater komt langs en spreekt nieuwe medicatie met hem af. Ook geeft hij aan dat Jan 's middags het best een uur kan rusten en vertelt hij Jan dat zijn vrouw 's nachts genoeg rust moet krijgen. Daarom is het beter dat Jan in het logeerbed gaat slapen. Dit vindt hij moeilijk. Hij vindt het een bedreiging, want als hij niet meer bij haar slaapt raakt de liefde in de versukkeling, aldus Jan. Met de psychia-ter spreekt het echtpaar af dat ze regelmatig samen zullen slapen, maar dat Jan bij onrust apart gaat liggen. Na enige dagen aandringen gaat Jan apart liggen als hij vroeg wakker is en is hij niet meer bang dat zijn vrouw hem zal verlaten. Hij wordt steeds rustiger en de psychiater bouwt zijn medicatie af tot het oude niveau. Wel blijft de thuiszorg mevrouw verzorgen om te voorkomen dat Jan weer ontremd raakt.

11.4.7 Stap 7: evaluatie

Bij de evaluatie is het van belang dat je kijkt of het gedrag van de oudere gestabili-seerd is en of het beïnvloedbaar is. Met beïnvloedbaar bedoelen we beïnvloedbaar van twee kanten: kan de verzorgende het drukke gedrag afremmen en heeft de oudere zelf invloed op de benadering tijdens zijn ziekteperiode? Zijn er voldoende waarborgen ingebouwd om een volgende ontremde periode te voorkomen? Is het gelukt om de oudere te leren tijdig extra rust en/of extra medicatie te nemen? Hoe heeft de oudere de afspraken ervaren die met hem in de rustige periode zijn gemaakt over de behandeling tijdens de drukke of de depressieve periode (de zoge-naamde zorgafspraken)?

3

Omgaan met overige gedragsproblemen bij ouderen

12

Klaaggedrag bij ouderen

12.1   Hoe ontstaat klaaggedrag?

> Op een dag ben je bijzonder slecht geluimd. Het is rotweer, je auto start slecht en op het werk is de sfeer beneden nul. Tot overmaat van ramp krijg je op weg naar huis migraine. Thuisgekomen ga je op de bank liggen en je vriend begint je te vertroetelen, hij weet dat je in deze toestand niet veel kunt hebben. Je voelt een griep opkomen en begint te klagen. Na een tijdje zegt je vriend echter: 'Hou nu maar op, neem een pijnstiller en kruip in bed.'

Het ontstaan van klaaggedrag is niet makkelijk te verklaren. Het ontstaat door een combinatie van factoren. In de volgende paragraaf geven we een definitie van klaaggedrag; daarna zetten we deze factoren eens naast elkaar. Daarbij gaan we uit van de functie van het klagen voor de klager en de reactie van de omstanders op het klaaggedrag. We besteden veel aandacht aan de reactie van de omgeving, omdat gebleken is dat klaaggedrag vaak door de omgeving instandgehouden wordt.

> Mevrouw Bakker woont drie jaar in het verzorgingshuis als haar man plotseling overlijdt. Gedurende de tijd dat mevrouw en meneer nog samen waren, viel het de verzorging al op dat ze sterk geleid werd door haar man. Hij verrichtte alle belangrijke geldhandelingen en bepaalde waar en hoe ze hun tijd doorbrachten. Na de dood van haar man worden alle beslommeringen overgenomen door haar oudste zoon. Langzamerhand trekt die zich echter terug, hij heeft zijn moeder geleerd hoe ze haar geldzaken moet regelen en komt eens per maand op bezoek om alles te controleren. Enige maanden voor de dood van haar man worden bij mevrouw de eerste tekenen van het ouder worden zichtbaar: ze krijgt ouderdomsdiabetes en staar. Ook het lopen gaat moeilijker. Mevrouw krijgt fysiotherapie en bezoekt de oogarts. Ze krijgt een looprek en moet enige maanden wachten voordat de oogarts haar staar wil opereren. Mevrouw klaagt steeds meer over haar toestand.

12.1.1 Klaaggedrag: wat is het?

We omschrijven klaaggedrag als volgt: klagen is het herhaaldelijk uitleggen door een persoon dat hij voor zijn gevoel in een vervelende toestand zit. Aandacht geven aan deze vervelende toestand leidt er niet toe dat de klager zich beter voelt. Ook leidt het niet tot een vermindering van het klagen. Vaak leidt aandacht zelfs alleen maar tot meer klagen. De klager let doorgaans niet op de argumenten die de luisteraar aanbrengt. Suggesties om het lot van de klager te verbeteren worden vaak beantwoord met: 'dat heb ik allang geprobeerd'. Het gevolg van dit continue onwelbevinden is dat de klager zijn klachten zal herhalen bij een ander.

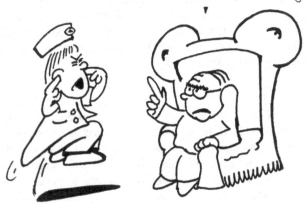

12.1.2 Klaaggedrag: hoe komt het tot stand?

Een eerste factor is dus het onwelbevinden van de klager. Dit onwelbevinden kan verschillende achtergronden hebben. Een combinatie van factoren heeft tot gevolg dat iemand zich niet goed voelt en gaat klagen.

- Lichamelijke achteruitgang. Veel ouderen (zo niet alle) worden geconfronteerd met lichamelijke achteruitgang; wat vroeger vanzelf ging, kost nu moeite of stemt zelfs als je er veel moeite voor doet niet tot tevredenheid.
- Psychische vertraging. Dit kan ertoe leiden dat je dingen mist en je er voor je gevoel niet zo goed meer bij bent.
- De wens dat je je even goed moet voelen en dat je even goed moet functioneren als vroeger. Als je deze wens tot op hoge leeftijd volhoudt en niet kunt of

wil toegeven dat je achteruitgaat, leidt de lichamelijke achteruitgang sneller tot onwelbevinden dan als je in staat bent de achteruitgang te accepteren.

- Uit onderzoek blijkt dat mensen die gewend zijn om hun stress te verminderen door er steeds mee bezig te zijn, sneller een onwelbevinden ervaren dan mensen die de stress verminderen door afleiding te zoeken. Immers, als je de achteruitgang op latere leeftijd tegemoet treedt door er steeds iets aan te willen doen, raak je steeds gefrustreerd omdat er toch niets aan te doen is. Wil je dan ook nog steeds functioneren zoals vroeger, dan is de cirkel rond.
- Mensen die ontevreden zijn over hun situatie blijken veel meer te klagen en minder pogingen te ondernemen om iets aan deze situatie te veranderen. Ook leidt de continue stress door het klagen tot blindheid voor de mogelijkheden om de situatie te verbeteren.
- Geen invloed kunnen uitoefenen op je situatie leidt eveneens tot klaaggedrag.

Een ander punt is de aandacht die ouderen krijgen door hun klaaggedrag. Heb je in je leven ervaren dat je aandacht krijgt als je klaagt, dan ga je het klaaggedrag onbewust gebruiken als middel om aandacht te krijgen. De tijdsdruk waaronder verzorgenden vaak werken kan ertoe leiden dat ouderen alleen aandacht krijgen als ze klagen. Voor een gezellig gesprekje is vaak geen tijd.

Mevrouw Bakker klaagt continu als ze verzorgd wordt. Ze geeft aan dat ze een aantal dingen niet meer kan. Ze kan niet meer lopen, en niet meer genieten omdat ze niets ziet. Ze stelt zich in toenemende mate afhankelijk op. Hulp wijst ze echter af. De verzorgenden zijn best bereid haar in een rolstoel mee naar de winkels te nemen, maar dat vindt ze niet goed omdat ze daar niet genoeg voor ziet. Ook wandelen wijst ze om die reden af. Doordat ze niets ziet heeft haar zoon haar administratie weer overgenomen. Ze klaagt nu dat ze het niet meer zelf kan, maar zegt tegelijkertijd tegen haar zoon dat het zo fijn is dat hij dit weer doet. Als hij komt, klaagt ze aan één stuk door. De verzorgenden beginnen haar kamer te mijden en de laatste tijd 'verdelen' ze haar onderling, dat wil zeggen: ze spreken af wie haar die dag verzorgt, zodat niemand haar vaker dan één keer per week hoeft te verzorgen. Mevrouw loopt nu ook verzorgenden op de gang na om te klagen en ze klaagt voortdurend tegen haar medebewoners, die op den duur een hekel aan haar krijgen.

12.2 Gevoelens van verzorgenden bij klaaggedrag

Bij verzorgenden ontstaat al snel een gevoel van irritatie over ouderen die klagen; ze doen zo hun best om de klachten te verhelpen, maar niets helpt. Integendeel: hoe meer ze luisteren, hoe meer de oudere klaagt.

Klaaggedrag kan ook agressie opwekken bij de verzorgenden: ze kunnen niet meer tegen het geklaag en spuien dit ongenoegen door de oudere voor te houden dat hij het in vergelijking met anderen zo slecht nog niet heeft. Soms stellen ze heel hard: 'Nu moet het afgelopen zijn, anders verzorg ik u niet meer.' De oudere voelt zich dan nog meer in de steek gelaten. Ook merken verzorgenden, soms onbewust, dat ze zich beter voelen als ze bij de klagende oudere weggaan.

12.3 Valkuilen bij het omgaan met klaaggedrag van ouderen

Er zijn de nodige valkuilen in de omgang met klagende ouderen. Zoals je al begrepen hebt, is de reactie op het klagen van groot belang; we zullen de valkuilen bij deze reacties daarom op een rijtje zetten.

Eigenlijk is de eerste grote valkuil het ingaan op de klacht; we hebben al beschreven dat de klachten vaak niet te verhelpen zijn of dat de oudere iedere oplossing afwijst. Veel verzorgenden zijn zich door de irritatie die het klagen oproept (dit leidt tot vertekend waarnemen!) niet meer bewust van het feit dat er achter het klagen een vraag om aandacht zit en dat de klacht slechts een middel is om die aandacht te krijgen. De tweede valkuil is het mijden van de oudere. Vaak gaan de klachten over zaken die bijna niet te veranderen zijn. De irritatie die hierdoor bij de verzorgenden ontstaat, leidt ertoe dat ze de klagende bewoner gaan mijden. Dit roept weer extra klaaggedrag op, want de oudere wil dezelfde aandacht verdienen met zijn geklaag als vroeger, maar krijgt nu minder aandacht. De derde valkuil is het geven van een paradoxale reactie op het klaaggedrag. Tijdens het klagen kan een tegenstrijdige situatie ontstaan: de oudere klaagt en de verzorgende luistert. Maar aan haar gezicht is af te lezen dat ze de klachten niet meer serieus neemt. Toch blijft ze uit beleefdheid luisteren. Waar moet de oudere nu op reageren? Op de verzorgende die blijft wachten tot hij uitgesproken is? Of op de verzorgende wiens gezicht desinteresse en zelfs irritatie verraadt? Ook dit dilemma leidt vaak tot een toename van het klaaggedrag. Een vierde valkuil is het heel directief reageren door de verzorgende. Tegen de klagende oudere wordt dan gezegd: 'Ik heb nu geen tijd, ga maar vast dit of dat doen'. De oudere voelt zich genegeerd en afgewezen en probeert het opnieuw bij een teamlid.

Na verloop van tijd zullen de teamleden de koppen bij elkaar steken om iets te doen aan de hinderlijke situatie. Al snel wordt besloten aan het klagen geen aandacht meer te schenken. Ook dan is er een aantal valkuilen waar het team in kan trappen. De eerste is het negeren van de oudere; de oudere krijgt totaal geen aandacht meer, vooral niet als hij onaardig gevonden wordt. Een tekort aan aandacht kan echter leiden tot het ontwikkelen van een depressie. De tweede valkuil waar het team voor moet waken is dat een deel van het team het 'zielig' vindt dat de oudere geen aandacht krijgt – en eigenlijk hebben ze gelijk! – en hem aandacht gaat geven, waardoor het klaaggedrag weer toeneemt.

12.4 Methodische benadering van klaaggedrag

12.4.1 Stap 1: informatie verzamelen

Het is belangrijk om de volgende gegevens te verzamelen:
- Wat lokt het klaaggedrag uit? We moeten uitzoeken welk gedrag van de verzorgenden aan het klaaggedrag voorafgaat.
- Waaruit bestaat het klaaggedrag precies:
  - waarover klaagt de oudere,
  - hoe lang klaagt hij al: maanden, jaren, zijn hele leven,
  - hoe lang klaagt hij per keer als hij klaagt.
- Wat levert het klaaggedrag de oudere op?
- Wat wil de oudere eigenlijk zeggen met zijn klaaggedrag?

Tegelijkertijd kijken we naar de gevoelens van en de benadering door de verzorgenden. We willen weten:
- Hoe de verzorgenden reageren op het klaaggedrag van de oudere. Noteer de reacties van de verzorgenden en houdt een week lang bij hoe vaak de oudere *wel* en hoe vaak hij *niet* beloond wordt voor het klagen.
- Zijn er verzorgenden die een adequate reactie gevonden hebben waardoor het klagen minder wordt of stopt? Wat doen zij dan?
- Zijn er verzorgenden die klagen dat het klaaggedrag van de ouderen niet te stoppen is? Hoe reageren zij dan?
- Is er, vooral op lichamelijk gebied, al serieus naar de klachten van de oudere gekeken?
- Is met de oudere gesproken over het feit dat de verzorgenden vinden dat hij te veel klaagt? En zo ja, hoe is dat gebeurd en wat was de reactie van de oudere?
- Vergeet vooral niet te inventariseren welk ander (positief) gedrag de oudere vertoont. Dit gedrag hebben we nodig om hem te belonen als we besluiten zijn klaaggedrag te negeren.
- Welk ander (positief) gedrag de oudere vertoont en hoe er op dit gedrag gereageerd wordt. Wordt het klagen niet in de hand gewerkt door een tekort aan leuke activiteiten?
- Leidt het inventariseren van het positieve gedrag tot een andere kijk op (en een andere benadering van) de oudere?

De verzorgenden merken dat mevrouw Bakker klaagt als ze verzorgd wordt en als ze lang alleen zit. Zit ze lang alleen, dan gaat ze de gang op en spreekt de verzorgenden aan. Deze weten niet goed hoe haar te kalmeren, ze kalmeert alleen als men haar heel duidelijk ('hard' in de ogen van de verzorgenden) zegt wat ze moet gaan doen en wanneer ze verzorgd zal worden. Ook merkt men dat mevrouw weinig om handen heeft. Alles houdt ze af met de opmerking dat ze er niet goed genoeg meer voor ziet. Ze is nooit op het idee gekomen om terug te gaan naar de oogarts die ooit gezegd heeft dat de staar pas over enige jaren te verhelpen zou zijn. Mevrouw had daar nooit meer aan gedacht.

12.4.2 Stap 2: het probleem formuleren

Bij de probleemstelling over klaaggedrag dienen we uiterst voorzichtig te zijn. We hebben immers te maken met verschillende factoren (die na een goede inventarisatie in de vorige stap wel duidelijk zijn). Behalve het klaaggedrag is er immers:
- de reactie van de teamleden op het gedrag, die per oudere kan verschillen;
- de oorzaak van het klaaggedrag die misschien niet goed onderzocht is;
- het instandhouden van het klaaggedrag, vaak door de reactie van het team (niet iedereen reageert hetzelfde);
- de vraag of het welzijn van de oudere is omschreven.

In de probleemstelling moeten we de volgende zaken combineren:
- ieder teamlid moet het eens zijn met de omschrijving van het probleem;
- daarvoor moet het probleemgedrag zodanig omschreven zijn dat iedereen het met deze omschrijving eens is;
- het probleem moet bovendien als volgt omschreven zijn: 'De teamleden x, y en z hebben het moeilijk met het klaaggedrag van de oudere.' Nu kunnen we dus een methode vinden om deze teamleden te ondersteunen.

Als probleem wordt gesteld dat mevrouw Bakker te veel aandacht voor het klagen krijgt en dat ze te weinig leuke dingen om handen heeft die haar afleiding en plezier bezorgen. Ook is er het probleem dat we niet weten of mevrouws slechtziendheid te genezen is. Bovendien is er tweespalt in het team over de manier waarop met het klaaggedrag moet worden omgegaan. De ene helft wil mevrouw kort en duidelijk tegemoet treden, de andere helft wil haar zoveel mogelijk van dienst zijn en haar proberen te overreden om het rustiger aan te doen.

12.4.3 Stap 3: de doelstelling formuleren

De doelstelling kan uit verschillende elementen bestaan.
Enerzijds kun je als doelstelling hebben dat het klaaggedrag tot (een exact omschreven) frequentie daalt. Anderzijds kun je je ten doel stellen dat teamleden die het moeilijk hebben met het klaaggedrag ondersteund worden in hun reactie op het gedrag. Beide doelstellingen komen vaak samen voor. Als basisdoelstelling kun je eigenlijk hiernaast aangeven dat ieder teamlid op dezelfde wijze op het gedrag moet reageren.

Als doelstellingen kiest men: het verminderen van klaaggedrag door een eenduidige benadering van mevrouw Bakker, het laten onderzoeken of haar ogen geopereerd kunnen worden en het uitbreiden van haar activiteiten.

12.4.4 Stap 4: brainstormen over ideeën en oplossingen

Bij het brainstormen is het, naast de gewone regels voor het brainstormen, van belang dat iedereen werkt aan het probleem. Het mag niet zo zijn dat teamleden die niet goed met het gedrag om kunnen gaan zich minder goed voelen. Integendeel, zij krijgen steun en zijn vaak in staat om andere problemen goed op te lossen.

Let vooral op de haalbaarheid van de ideeën over de nieuwe benadering. Zijn de verzorgenden in staat ze uit te voeren?

> Het brainstormen neemt nogal wat tijd in beslag. Al snel is men het erover eens dat men de zoon van mevrouw Bakker zal vragen haar te motiveren om weer naar de oogarts te gaan. De benadering zorgt voor meer problemen. Men komt er niet uit. Duidelijk zijn wordt door een deel van het team te 'hard' gevonden, al moet men toegeven dat de teamleden die duidelijk tegen haar zijn haar snel tot kalmte kunnen manen. Men besluit een psycholoog om raad te vragen.

12.4.5 Stap 5: de benaderingsmethode kiezen en een plan van aanpak opstellen

Kies een methode die door iedereen uit te voeren is. Bespreek ook mogelijke reacties van de oudere op de nieuwe aanpak. Het negeren van de oudere stuit op problemen; het geeft veel verzorgenden het gevoel dat ze hem straffen. Indien gewenst kan een teamlid dat goed om kan gaan met de nieuwe aanpak dit voordoen aan de andere teamleden.

Maak een plan waarin het gedrag dat genegeerd wordt en het gedrag dat beloond wordt goed omschreven is. Vaak is het handig deze methode te ondersteunen door een goede rapportage waarin de nadruk ligt op de toename van de positieve gedragingen. Het klaaggedrag zal, indien afdoende genegeerd, eerst toenemen en daarna afnemen.

Positief gedrag van de oudere belonen heeft twee effecten. In de tijd dat iemand zich positief gedraagt, kan hij niet tegelijkertijd negatief zijn. Bovendien voelen verzorgenden zich gesterkt in hun nieuwe benadering van het klaaggedrag als ze zien dat de oudere ook positief gedrag vertoont.

> De psycholoog legt vooral uit wat duidelijk zijn inhoudt. Het is niet hard – mits het op een vriendelijke manier gebeurt – maar geeft mensen die klagen een houvast waar zij hun gedrag op kunnen richten. Ook adviseert zij goed te registreren waar de belangstelling van mevrouw Bakker ligt en haar te vertellen dat zij weer meer dingen kan gaan doen als de oogarts haar heeft geopereerd. Als mevrouw hierop gaat klagen over haar ogen, moet men hier zeer kort op ingaan in de trant van: 'Ik kan niets met het klagen, u kunt het beste eerst naar de oogarts gaan.'

12.4.6   Stap 6: de uitvoering van het plan

Bij de uitvoering gaat het – zoals eigenlijk al omschreven – om de volgende zaken:

- Men moet goed in de gaten houden of de teamleden die het moeilijk hadden met het klaaggedrag kunnen omgaan met de nieuwe aanpak.
- Men moet navragen of de teamleden die gesteund zullen worden in hun omgang met de oudere die steun ook daadwerkelijk ontvangen en waarderen.
- Neemt het klaaggedrag (na eerst te zijn toegenomen) ook daadwerkelijk af? Neem hier een ruime periode voor.
- Als de nieuwe aanpak onverhoopt niet leidt tot een vermindering van het klaaggedrag, leidt die dan wel tot een andere kijk van de verzorgenden op de zaak?
- Kan de oudere omgaan met het alternatieve gedrag dat hem wordt aangeraden? Bijvoorbeeld: als de oudere achter je aanloopt en je zegt dat hij zich het best nu kan gaan wassen, doet hij dat dan ook?

Langzamerhand maken steeds meer teamleden mevrouw Bakker duidelijk dat ze niet tegen haar klaaggedrag bestand zijn, ze sturen mevrouw terug naar haar kamer. Dit maakt het probleem van de verveling steeds nijpender. Mevrouw gaat wel, maar geeft aan niets te doen te hebben. De zoon dringt inmiddels met succes aan op een bezoek aan de oogarts. Deze opereert vrij snel een oog. Mevrouw is hiermee zielsgelukkig. De verzorgenden hebben ondertussen ontdekt dat mevrouw veel van wandelen houdt en daarnaast graag tuiniert. Men start met het onopvallend aanbieden van boeken over deze bezigheden, maar als men haar deze geeft wijst mevrouw ze direct af: haar 'goede' oog kan dit nog niet aan. Men legt de boeken op de tafel waaraan ze altijd zit tijdens het koffiedrinken. Mevrouw leest ze dan als ze denkt dat niemand kijkt.

12.4.7   Stap 7: evaluatie

Bij de evaluatie kijken we of het klaaggedrag is afgenomen, of het positieve gedrag is toegenomen en of de verzorgenden meer tevreden zijn over de nieuwe aanpak.

Bij de evaluatie is men blij: het klaaggedrag is afgenomen. Toch waarschuwt de psycholoog voor te veel optimisme; men moet het gedrag van mevrouw Bakker blijven sturen door zoveel mogelijk op de achtergrond bezig te zijn. Direct aanbieden of sturen zou kunnen leiden tot een weigering van mevrouw.

---

13 Agressie bij ouderen

13.1 Wat is agressie?

Je bent vast wel eens kwaad geweest op iemand. Iemand stoot met opzet tegen je aan en je hebt de neiging om hem een dreun terug te geven. Eigenlijk heb je groot gelijk. Toch realiseer je je dat je dat beter niet kunt doen, de ander lokt je uit en zijn overmacht is te groot. Je bent nu in staat om je drift in te tomen. Maar later komt de agressie er toch uit, bijvoorbeeld als de deur klemt terwijl je je huis in wil.

Het is moeilijk om een definitie van agressie te geven. We zullen het hier toch proberen: 'Agressie is het al dan niet moedwillig en al dan niet met opzet uitvoeren van handelingen die anderen en/of jezelf schade toebrengen.'

13.1.1 Waar komt agressie vandaan?

Hierover zijn de meningen verdeeld. Er worden diverse verklaringen gegeven voor het ontstaan van agressie.

- Agressie is aangeboren, het is een instinct. Ethologen (gedragskundigen) hebben gezien dat dieren agressie gebruiken om zichzelf en hun territorium te verdedigen.
- Agressie ontstaat na frustratie, dat wil zeggen als mensen iets willen bereiken en dat lukt (steeds) niet. Het is van groot belang dat mensen al vroeg in hun jeugd leren omgaan met frustratie. Kinderen moeten leren dat zij na gefrustreerd te zijn niet meteen met agressie moeten reageren. Als de mens ouder en dus hulpbehoevender wordt, kan de machteloosheid die daaruit voortvloeit gigantisch frustrerend zijn. Zo'n gevoel van machteloosheid kan ook opgeroepen worden door een negatieve of ongeïnteresseerde behandeling door hulpverleners.
- Agressie als imitatie. Sommige psychologen (waaronder Freud) stellen dat agressie bij kinderen gestimuleerd wordt doordat ze hun ouders (hun vader) agressief hebben zien reageren als hij gefrustreerd was.
- Agressie als aangeleerd gedrag. De agressie wordt ook gestimuleerd als men-

sen geleerd wordt dat het gebruik van of dreigen met agressie voordelen ople-vert. Bijvoorbeeld als een oudere leert dat hij zijn zin krijgt als hij een grote mond geeft, loop je de kans dat hij deze gedragsvorm steeds vaker hanteert. Men noemt deze vorm van agressie ook wel instrumentele agressie. Instrumentele agressie kan ook gestimuleerd worden doordat mensen merken dat ze zich beter voelen na het uiten van agressie. Als iemand bijvoorbeeld in het nauw heeft gezeten en zich heeft gered door middel van agressie, dan kan dit aanleiding zijn om de volgende keer weer agressief te doen.

- Agressie kan ook ontstaan door een slechte hechting met de ouders. Immers, ieder klein kind doet zijn ouders wel eens pijn, soms zelfs met opzet. Al snel wordt het kind zich ervan bewust dat het zijn vader of moeder pijn doet. Omdat hij aan hen gehecht is, schrikt het daarvan. Hierdoor leert het kind zich inleven in de ander: 'Ik deed iemand pijn van wie ik houd'.
Bij een slechte hechting leert men zich niet inleven en ervaart men minder gewetenswroeging als men de ander (al dan niet opzettelijk) beschadigt.
- Ook kan er agressie opgewekt worden als het territorium van mensen geschon-den wordt, bijvoorbeeld als men het lichaam van een oudere aanraakt zonder dat die dat verwacht.

Agressie zal waarschijnlijk niet door slechts één factor opgeroepen worden, maar door een combinatie van factoren. Vaak is agressie een poging om je staande te houden. Om verschillende redenen kan iemand zijn toevlucht nemen tot agressie: omdat hij dat geleerd heeft of misschien omdat hij weinig andere manieren kent om zich te verdedigen en zijn doel te bereiken. Ook kan iemand zo zwak staan in een situatie, dat hij denkt zichzelf alleen nog maar te kunnen redden door agressief optreden.

> Mevrouw De Jong wordt sinds kort verzorgd door de thuiszorg, die haar dagelijks komt wassen en haar eens per week komt douchen. Dit gebeurt op verzoek van haar familieleden, die vonden dat ze zich de laatste tijd verwaarloosde. Mevrouw lijkt wat somber en achterdochtig; tegelijkertijd lijkt zij slecht te horen. De verzor-gende signaleert dat het de laatste weken slechter gaat. Mevrouw heeft moeite met opstaan en reageert geagiteerd als de verzorgende haar wil benaderen. Ze klampt zich vast aan de lakens, schreeuwt en verzet zich tegen pogingen om haar uit bed te halen.

13.1.2 Welke vormen van agressie kennen we?

Grofweg kunnen we agressie onderverdelen in verbale en non-verbale vormen van agressie. Verbale vormen van agressie zijn: schelden, beledigen, kwetsen, dreigen, claimen, seksuele toespelingen maken waarvan de ander niet gediend is, enzo-voort. Non-verbale vormen van agressie zijn: schoppen, slaan, bijten, trappen, knijpen, stompen, kopstoten geven, anderen op ongewenste plaatsen en zonder toestemming aanraken en dergelijke.

We kunnen ons afvragen in welke situaties ouderen agressief reageren. Veelal reageren mensen, en dus ook ouderen, agressief als ze zich in het nauw gedreven voelen. We kunnen hierbij grofweg twee situaties onderscheiden:

- de agressie bij ouderen die ontstaat doordat de hersenen (door een ziekte) slecht functioneren;
- de agressie uitgelokt door de omstandigheden.

Natuurlijk is dit een kunstmatige indeling. In het eerste geval denken we vooral aan ouderen die dementerend zijn. Vaak wordt hun agressie opgewekt door frustratie: ze begrijpen niet wat er van hen verlangd wordt (afasie) of voelen zich machteloos. Ook worden dementerende ouderen wel agressief omdat ze niet begrijpen waarom jij hun territorium betreedt en omdat je hun levensritme, bijvoorbeeld de tijd van opstaan, lijkt te bepalen.

> Veel verzorgenden bieden mevrouw De Jong 's ochtends een kopje koffie aan, waarna ze wel uit bed wil komen. Op een ochtend wil ze er echter helemaal niet uit en de verzorgende besluit haar dan maar op bed te wassen. Mevrouw schreeuwt: 'Ik wil niet, ik wil niet' en slaat erop los als de verzorgende dichterbij komt. De verzorgende schrikt en verlaat het huis. Vanaf dat moment wordt mevrouw voortaan door twee vaste verzorgenden gewassen; deze slagen erin om mevrouw uit bed te krijgen en haar te verzorgen. Ze leggen uit wat ze gaan doen en geven aan dat er na de verzorging koffie klaarstaat in de huiskamer. Meestal werkt mevrouw dan wel mee. De duidelijkheid die men haar geeft zorgt ervoor dat mevrouw niet meer geagiteerd reageert op de verzorging.

13.2 Gevoelens die agressieve ouderen oproepen bij verzorgenden

Er is niet veel bekend over agressie bij ouderen. Nog minder is er bekend over de omgang met agressieve ouderen. Hoe dat komt is onbekend. Wellicht is er iets van gêne bij de verzorgenden om te melden dat ze de situatie niet aankunnen. Veel van de agressie die we bij ouderen zien komt voort uit angst. Het is vaak een vorm van zelfverdediging. De aarzeling van verzorgenden om voor hun gevoelens hieromtrent uit te komen is ook wel begrijpelijk, omdat zij vaak agressief bejegend worden door ouderen die in lichamelijk opzicht zwakker zijn dan zijzelf. Als verzorgende moet je je eigen agressieve tegenreactie in toom zien te houden, omdat het niet getolereerd wordt dat je agressie gebruikt tegen degene die je verzorgt. Ook is het gênant: de oudere is blijkbaar niet tevreden over je behandeling en kan niet aangeven waarom. Bovendien moet je de oudere tegelijkertijd tegen zichzelf beschermen.

Veel verzorgenden durven niet te klagen uit angst door de oudere van nog ernstiger dingen beschuldigd te worden, er zijn immers zelden getuigen van het voorval.

13.3 Valkuilen in de omgang met agressieve ouderen

Er zijn vele valkuilen in het omgaan met agressieve ouderen. Op de eerste plaats denken verzorgenden vaak dat ze het probleem per se zelf moeten oplossen. 'Je moet als verzorgende alle situaties zelf aankunnen', wordt er vaak gedacht; men vergeet dan terug te vallen op het team.

Dit heeft het gevaar in zich dat er óf te grove middelen worden gebruikt om de agressie te stoppen, of dat de verzorgende eraan onderdoor gaat omdat deze geen steun krijgt van zijn teamleden of van familie van de oudere. In zo'n situatie, waarin men de frustratie alléén probeert te verwerken, wordt niet nagedacht over de aanleiding voor de agressie. Het gevaar is dat je in zo'n geval geen oog hebt voor de mogelijkheden om met de oudere te onderhandelen. Onderhandelen is nodig, en daarom is de volgende stelregel van groot belang: 'Agressie is vaak wel te begrijpen, maar niet te accepteren'. Dit houdt in dat je duidelijk moet zijn in het afkeuren van agressief gedrag, maar dat je tegelijkertijd moet aanbieden om na te gaan wat geleid heeft tot de agressie. Je moet dus empathie tonen voor de oudere, maar tegelijkertijd assertief zijn en dat laten merken: 'Uw gedrag is niet acceptabel, want het kan mij en/of anderen schade toebrengen.' Deze benadering stelt de oudere op zijn gemak. Tegelijkertijd kan het geen kwaad om aan te geven wat volgens jou wel een goede reactie is. Als je houding is: 'Ik moet ervoor zorgen dat alles op rolletjes loopt', dan kan dat ertoe leiden dat je schrikt van de agressie en in eerste instantie in de verdediging gaat; dit leidt echter tot een opleving van de agressie bij de oudere. Een tweede valkuil – die in het verlengde van de eerste ligt – is het gevaar dat je je frustratie over de agressie niet uitspreekt, waardoor je geen steun krijgt en de kans loopt bij een volgend incident hierop te hard te reageren; dan wordt de frustratie nog groter. Dit geeft extra spanning, die lokt weer sneller agressie uit en zo is de cirkel rond.

Een derde gevaarlijk punt, dat eigenlijk ook ontstaat doordat niet over de agressie wordt gesproken, is dat iedereen anders op de agressie reageert. Hierdoor wordt de agressie de ene keer beloond, de andere keer niet. We weten dat af en toe belonen een gedrag zeer sterk verankert. Een volgende valkuil is dat de agressieve oudere door de teamleden wordt vermeden. Als er niet gepraat wordt over de agressie, dan kan er ook geen systeem ontstaan waarin de teamleden de pijn onderling verdelen, dat wil zeggen: waarin afgesproken wordt dat ze de oudere om de beurt zullen verzorgen.

Een ander probleem ontstaat als het team wel over de agressie praat, maar dan besluit tot het nemen van de verkeerde maatregelen, bijvoorbeeld wanneer men zonder steun van deskundigen besluit om de agressie met zeer duidelijke en harde maatregelen tegemoet te treden, of de agressie juist goedpraten en zonder meer accepteren.

13.4 Methodische benadering van agressieve ouderen

13.4.1 Stap 1: informatie verzamelen

Het verzamelen van informatie bij het omgaan met agressieve ouderen is nogal veelomvattend. In de praktijk worden vooral de volgende gegevens verzameld:

- Observeer wat er aan de agressie voorafgaat, dat wil zeggen welke handelingen gaan eraan vooraf (bijvoorbeeld de verzorging vraagt of de oudere gewassen wil worden) en hoe is de psychische toestand van de oudere. Veel agressie wordt immers voorafgegaan door agitatie.
- Beschrijf wat het agressieve gedrag inhoudt.
- Beschrijf hoe iedereen op het agressieve gedrag reageert.
- Is bekend waarom de oudere agressief reageert?
    - is hij verward,
    - is hij gefrustreerd over de huidige toestand,
    - heeft hij een psychose waardoor hij denkt dat hij aangevallen wordt,
    - is hij achterdochtig, wellicht mede door slechthorend- of slechtziendheid?
- Beschrijf welke actie de verzorgenden ondernemen als reactie op de agressie, bijvoorbeeld hard praten, de handen vasthouden, weglopen of negeren, of proberen zij de oudere te vermanen.
- Kijk na of dit agressieve gedrag vroeger ook voorgekomen is en hoe er toen gereageerd is.
- Beschrijf wie er moeite heeft met het agressieve gedrag en wat de reactie is van de mensen die het er moeilijk mee hebben.

13.4.2 Stap 2: het probleem formuleren

Bij de probleemstelling gaan we uit van verschillende invalshoeken. Omschrijf voor wie het gedrag nu een probleem is. Voor de verzorgenden of ook voor de

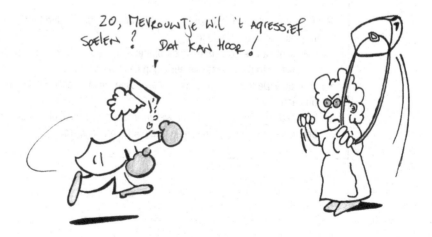

oudere? Kan het gedrag van de oudere ertoe leiden dat hij zich op termijn schade berokkent, bijvoorbeeld dat hij gemeden gaat worden als hij zo doorgaat?

> Mevrouw De Jong reageert schreeuwend op de verzorgende en biedt lichamelijk verzet wanneer zij verzocht wordt om op te staan. Dit wordt mogelijk veroorzaakt door:
> * de benadering van de verzorgende (te snel tot actie overgaan);
> * het tijdstip van wekken;
> * psychotische belevingen en achterdocht van mevrouw;
> * mevrouw weet niet waar ze aan toe is omdat alle verzorgenden anders reageren op dit gedrag.

1 3.4.3   Stap 3: de doelstelling formuleren

Er zijn verschillende doelstellingen mogelijk:
* We zijn in staat om de omstandigheden die tot de agressie leiden te veranderen waardoor de agressie vermindert.
* We zijn in staat om onze reactie op de agressie te veranderen waardoor het agressieve gedrag van de oudere geremd wordt.
* De oudere leert adequater zijn frustraties te bespreken of te uiten.
* We gaan alle reacties van de verzorgenden op het agressieve gedrag inventariseren.
* Een basisdoelstelling is dat verzorgenden zich veilig voelen. Is er sprake van dusdanig gebruik van of dreigen met geweld dat men voor letsel of erger vreest, dan dient men onmiddellijk met de staf, de directie en met de oudere te overleggen hoe hij zijn gedrag kan inperken. Voorop staat dat bedreigende agressie niet getolereerd wordt en dat verzorgenden steun dienen te ontvangen van de leiding in deze kwesties.

> Het team formuleert de volgende doelstellingen met betrekking tot het agressieve gedrag van mevrouw De Jong:
> * Het team van verzorgenden heeft binnen een week de mogelijke aanleiding en oorzaken van het agressieve gedrag in kaart gebracht.
> * Mevrouw De Jong biedt binnen vier weken geen lijfelijk verzet meer bij het opstaan.
> * De verzorgende is binnen vier weken in staat om haar op adequate wijze te benaderen waardoor agressief gedrag voorkomen wordt.

13.4.4 Stap 4: brainstormen over ideeën en oplossingen

We gaan uit van ons voorbeeld. We bedenken met zijn allen hoe we mogelijke oorzaken in kaart kunnen brengen en ook registreren we alvast de oorzaken die we al weten. Ook kijken we naar methodes om de agressie te voorkomen, waarbij voorop staat: 'voorkomen is beter dan geslagen worden'.

We bedenken methodes waarmee we mevrouw De Jong kunnen kalmeren als ze agressief reageert; tegelijkertijd registreren we wat we nu al doen. We zetten op een rijtje hoe we op een andere manier kunnen omgaan met het agressieve gedrag (rustig blijven, alternatieven aanbieden, afleiden, humor of zelfs weggaan als iemand agressief reageert).

13.4.5 Stap 5: de benaderingsmethode kiezen en een plan van aanpak opstellen

We schrijven nu op hoe we mevrouw De Jong gaan kalmeren bij eventuele agressie en hoe we inzicht willen verkrijgen in de aanleidingen voor het agressieve gedrag.

Vooral bij agressie is het van belang dat iedereen achter de gekozen methode staat. Ook moet de gekozen methode zo zijn dat een eventuele tijdelijke toename van agressie niet leidt tot het afhaken van teamleden. Teamleden moeten dan ondersteund worden, bijvoorbeeld door elkaar of door een deskundige. Het is zaak dat teamleden die moeite hebben met het agressieve gedrag, gesteund worden door collega's die er minder moeite mee hebben, bijvoorbeeld doordat deze collega's voordoen hoe zij op de agressie reageren.

Er wordt besloten om een schrift aan te leggen waarin de verzorgende elke dag vier vragen beantwoordt:
- Was mevrouw agressief?
- Zo ja, wat ging eraan vooraf en wat was je reactie op dit gedrag?
- Wat was het effect van je reactie?

Als leidraad voor het omgaan met de agressie wordt het volgende besloten: we leggen mevrouw De Jong uit wat we willen gaan doen en beloven haar altijd koffie als ze klaar is. Ook prijzen we haar voor haar zelfbeheersing.

13.4.6 Stap 6: de uitvoering van het plan

Gedurende de uitvoering dienen we regelmatig te evalueren en zo nodig de benadering bij te stellen. Als het welbevinden van een verzorgende in gevaar komt (bijvoorbeeld door een toename van agressie waarbij met lichamelijk geweld gedreigd wordt of een situatie waarin de kans bestaat dat het geweld gaat plaatsvinden) dient men onverwijld weer bij elkaar te komen voor overleg.

13.4.7 Stap 7: evaluatie

We bekijken of we de doelstellingen gehaald hebben:
- Is de agressie afgenomen?
- Is onze reactie veranderd?
- Hebben we inzicht gekregen in de aanleidingen? Kunnen we nu zo met de agressie omgaan dat we onszelf niet steeds opgejaagd voelen?

> Uit de rapportage blijkt dat mevrouw De Jong agressief wordt als je ook maar iets te vlug laat blijken dat ze uit bed moet komen. In de meeste gevallen begint ze te gillen dat ze niet wil, soms gebruikt ze schuttingtaal. Bij aandringen slaat ze van zich af. Ook blijkt dat mevrouw wel uit bed komt als je haar 'lokt' met koffie of als je vertelt dat het al negen uur is. Als ze agressief is, is het het beste om weg te gaan en na tien minuten terug te komen, liefst met koffie. Het is niet verstandig om aan te geven dat je de agressie niet tolereert; ze windt zich dan nog meer op, ze is immers in haar eigen huis en dan mag dat, zegt mevrouw. Besloten wordt deze benadering in te voeren.

14

Depressief gedrag

14.1 Wat verstaan we onder 'depressief gedrag'

Stel je zit tijdelijk in de ww. Het regent nu al drie weken, en de relatie met je partner lijdt onder jouw slechte humeur. Vandaag heb je het gevoel achtervolgd te worden door pech, je laatste sollicitaties zijn op niets uitgelopen. Je partner is boos de deur uitgerend en je bent daar vreselijk boos over. Maar als hij terugkomt weet je dat je niet te hoog moet opspelen, want hij heeft al een keer gedreigd weg te lopen. In plaats van boos te worden als hij binnenkomt begin je uitgebreid te vertellen hoe slecht het wel niet met je gaat. Je wordt depressief van het niets doen, de stress geeft spanningen in je buik, je eet al dagen niet meer en je kunt niet meer slapen. Je partner wordt boos en zegt: 'Klaag jij maar tot je een ons weegt, ik ga naar bed'.

In dit voorbeeld loopt het goed af, maar stel je eens voor wat er zou gebeuren als je partner alle klachten die je 'verzon' om zijn aandacht te trekken een voor een ging weerleggen, dan was je genoodzaakt geweest om het steeds erger te maken om opnieuw aandacht te krijgen, waarna hij steeds geïrriteerder zou reageren, enzovoort.

Naast de in hoofdstuk 9 beschreven depressie waaraan ongeveer 5% van de mensen, en dus ook ouderen, lijdt en die duidelijk een ziekte is, besteden we in dit hoofdstuk aandacht aan wat we 'depressief gedrag' noemen. Depressief gedrag is een gedragspatroon waarbij de oudere objectief gezien lijdt onder de toestand waarin hij verkeert. Vaak wordt de nadruk gelegd op het verminderd functioneren in vergelijking met vroeger en de frustratie die dat oplevert. Opvallend is het dat ouderen met depressief gedrag zich geheel lijken te concentreren op de negatieve zaken en de frustratie die dit oplevert. Pogingen om positieve zaken onder hun aandacht te brengen worden weggeredeneerd door aan te geven dat deze in het niet vallen bij het leed dat hen nu overkomt.

Depressief gedrag bij ouderen heeft de volgende kenmerken:
* de persoon in kwestie is somber;
* hij klaagt veel;
* hij ziet geen toekomstperspectief meer;

- hij denkt geen nieuwe dingen meer aan te kunnen, het mislukt immers toch;
- hij haalt uit het verleden alleen vervelende dingen naar boven;
- hij verzet zich tegen veranderingen en/of verbeteringen;
- hij wijst complimentjes af met argumenten die erop neerkomen dat hij toch niets kan.

14.1.1 Aanleidingen voor het ontwikkelen/ vertonen van depressief gedrag

Vaak ontstaat depressief gedrag door een combinatie van lichamelijke achteruitgang door het ouder worden, eventuele ziekten en het falen op terreinen waarop de oudere eerder goed functioneerde. Deze combinatie van factoren is echter niet genoeg om tot depressief gedrag te komen, immers veel ouderen krijgen met deze factoren te maken. Voor depressief gedrag is meer nodig:

- De oudere moet zijn ideaalbeeld hooghouden, dat wil zeggen hij past zijn idealen niet aan de nieuw ontstane situatie aan, maar wil per se evenveel blijven presteren als vroeger.
- Tegelijkertijd accepteert hij de tekorten die hij ervaart niet (zie het vorige punt) maar probeert hij ze steeds te bestrijden door ermee bezig te zijn.

Een goede reactie op een ervaren tekortkoming zou zijn deze te accepteren en te zoeken naar alternatieven. Ouderen met depressief gedrag blijven echter krampachtig de stress van het ervaren tekort bestrijden, vaak tevergeefs. Deze gewoonte leidt tot veel falen en langzamerhand tot de overtuiging dat niets meer lukt. Als deze ouderen zich geconfronteerd zien met een nieuwe opgave, dan is de verwachting dat ook die wel te moeilijk zal zijn. Aandringen van anderen om het toch te proberen levert stress op. Deze stress versterkt de verwachting dat het niet zal lukken, daarom zal de oudere zich gaan verzetten tegen degenen die hem trachten te helpen. Deze ingebouwde faalangst leidt ertoe dat de oudere zich gaat terugtrekken. Dat leidt tot het minder beleven van leuke dingen en dat heeft weer een slecht humeur tot gevolg.

Andere factoren die aan depressief gedrag ten grondslag kunnen liggen zijn het te weinig meemaken van leuke dingen en het te vlug geholpen worden als men eens iets fout doet.

Vaak stellen kinderen en/of verzorgenden zich iets te beschermend op tegenover ouderen. Laat de oudere eens een steekje vallen (bijvoorbeeld als hij een dag vergeet eten te koken of overschrijvingen te posten) dan zijn kinderen en verzorgenden al snel geneigd deze handelingen over te nemen. Ze gaan er dan van uit dat de oudere dit niet meer kan. De oudere is vaak toch al enigszins afhankelijk van het oordeel van kinderen en verzorgenden om de eenvoudige reden dat hij vaak veel mensen verloren heeft die hem steunden. Ouderen zijn geneigd deze verzorging te accepteren om twee redenen: op de eerste plaats is verzorgd worden gemakkelijk; ten tweede zijn ze bang de hulpgevende kinderen of verzorgenden voor het hoofd te stoten als ze de hulp weigeren.

Dit is nogal eens het geval bij ouderen die zeer afhankelijk waren van hun overleden partner. In hun huwelijk werd hun hulpvragende gedrag steeds beloond. Na het overlijden van hun partner proberen zij met dit gedrag hulp van anderen te krijgen. De ene keer lukt dit wel, de andere keer niet. Hierdoor wordt dit hulpvragend gedrag af en toe beloond door de verzorgenden. Af en toe belonen leidt ertoe dat de oudere het hulpvragend gedrag bijna niet meer achterwege kan laten, zoals we gezien hebben in hoofdstuk 2 (beïnvloeden van gedrag).

De sombere stemming die zo ontstaat, leidt vaak tot een negatieve beoordeling van het leven. Vooral de slechte dingen worden naar voren gehaald. Ook wordt ten gevolge van het huidige falen veel aandacht gegeven aan het falen in vroegere situaties. Plezierige dingen worden vermeden in de verwachting dat ze toch niet leuk zijn of in de overtuiging dat men er toch niet zo van kan genieten als vroeger, toen men niet zo somber was. Een tekort aan plezierige zaken leidt weer tot een sombere stemming.

14.2 Gevoelens van verzorgenden bij depressief gedrag

Omgaan met ouderen die depressief gedrag vertonen levert veel frustraties op. Verzorgenden worden geconfronteerd met ouderen die bij elke gewone handeling aangeven dat ze dit toch niet kunnen. Dringen de verzorgenden aan, dan verhogen ze de stress bij de oudere. En verhoogde stress sterkt de oudere in de overtuiging dat het niet zal lukken, met als gevolg een nog heftiger verzet tegen het aandringen van de verzorgenden. Het klagen leidt ertoe dat de verzorgenden de omgang met de oudere vermijden. Deze wordt daardoor steeds eenzamer en zal elk contact aangrijpen om over zijn eenzaamheid te klagen. De verzorgende raakt hierdoor gefrustreerd; iedere poging om wat positiefs in te brengen wordt gesmoord in de verklaring dat het toch niks wordt. Pogingen om de oudere te begeleiden in het accepteren van de achteruitgang, lopen op niets uit. Steeds verwijst de oudere naar zijn huidige ellende, die eerst verholpen moet worden. Wil je die ellende verhelpen, dan weigert hij echter hulp.

14.3 Valkuilen bij het omgaan met depressief gedrag

De grootste valkuil is eigenlijk al genoemd: veel ouderen met depressief gedrag vereenzamen, doordat men – om begrijpelijke redenen – het contact met hen gaat vermijden. Een tweede valkuil is het negeren van het klaaggedrag als men met de oudere omgaat. Dit leidt tot frustratie bij de oudere, die de verzorgende erop aanspreekt. Dit leidt tot gezichtsverlies voor de verzorgende, en vervolgens vaak tot het vermijden van de omgang met de oudere. Ook wordt, vaak tegen beter weten in, getracht de oudere allerlei leuke dingen te laten doen, waardoor het verzet echter alleen maar toeneemt. Als reactie op de weigering van ouderen om iets uit te voeren, wordt hen ook nog wel eens alles uit handen genomen, wat leidt tot een tekort aan succeservaringen van deze oudere.

14.4 Methodische benadering van depressief gedrag

Meneer De Korte is 80 jaar. Hij woont in verzorgingshuis 'Zeldenrust'. De laatste jaren gaat hij lichamelijk achteruit, lopen kan hij al een tijdje niet meer zelfstandig, hij loopt nu, na veel aandringen van de verzorgenden, met een rollator. Ook zijn zicht wordt minder. Twee jaar geleden is zijn vriendin overleden.

In de verzorging is meneer redelijk zelfstandig. Met wat hulp bij de knoopjes kan hij zichzelf geheel verzorgen. Het kost hem echter wel steeds meer moeite. Doordat hij steeds minder ziet, gaat hij niet meer naar de bingo, ook al biedt men hem een loep aan om de cijfers te lezen. Hij klaagt veel, de verzorgenden kunnen bijna geen gewoon gesprek meer met hem voeren. Vaak gaat hij naar de arts om zijn lichamelijke toestand te bespreken en te vragen of hij fysiotherapie kan krijgen om weer te leren lopen. De arts houdt dit tegen, omdat hij denkt dat dit niet meer haalbaar is.

14.4.1 Stap 1: informatie verzamelen

In de vorige paragrafen hebben we al gezien dat depressief gedrag door verschillende factoren veroorzaakt wordt. Dit houdt in dat we ook op verschillende terreinen informatie moeten gaan verzamelen, alvorens verder te gaan. Ook nu observeren we weer of er voortekenen zijn die erop wijzen dat de oudere (weer) depressief gedrag gaat vertonen. Vervolgens kijken we of de oudere wel genoeg leuke dingen meemaakt.

Ook is het belangrijk om te inventariseren in welke mate de oudere ADL-zelfstandig is met betrekking tot bijvoorbeeld wassen, douchen, aan- en uitkleden, verschonen van kleding, haren kammen, scheren, gebitsverzorging, toiletgang, mobiliteit en eten en drinken.

We inventariseren welke handelingen de oudere zelfstandig en welke hij niet zelfstandig kan verrichten en wat de reden hiervan is. Gebruikt de oudere hulpmiddelen, zoals looprek, rollator, stok, rolstoel, bril, kunstgebit, incontinentiemateriaal, aangepast bestek?

Leg deze informatie nauwkeurig vast in het zorgplan. Inventariseer bij *alle* verzorgenden hoe zij de oudere benaderen en wanneer de zelfverzorging moeilijkheden oplevert. We hebben gezien dat te veel hulp bij de zelfverzorging ertoe kan leiden dat het zelfbeeld van de oudere omlaaggaat en er ontevredenheid ontstaat. Hierdoor kan de oudere gaan klagen en de zelfverzorging uit handen geven. Vanzelfsprekend inventariseren we ook op welke manieren de oudere aandacht krijgt voor zijn klaaggedrag en of hij ook aandacht krijgt als hij andere activiteiten uitvoert. Het inventariseren van positief gedrag van de oudere kan ook hier geen kwaad.

Tijdens de bewonersbespreking wordt de toestand van meneer De Korte besproken. Velen denken dat hij ongelukkig is; hij is steeds bezig met zijn tekortkomingen en geniet niet meer van het leven.

Op verzoek van de psycholoog worden de volgende zaken geïnventariseerd:
- Over welke zaken praat meneer tijdens de contacten met de verzorgenden? Zijn daar ook speciale dingen bij die hij leuk vindt?
- Hoe zelfstandig is meneer in de ADL en hoeveel tijd kost het hem om zich geheel te verzorgen?
- Welke gemeenschappelijke activiteiten bezoekt meneer?

Na enige weken blijkt dat meneer tijdens de verzorging vaak praat over alle contacten die hij vroeger had en die hij nu zo mist omdat hij, naar zijn oordeel, niet genoeg ziet en niet snel genoeg kan lopen. Meneer blijkt redelijk zelfstandig qua ADL, maar uit observatie blijkt dat hij steeds vroeger opstaat om op tijd klaar te zijn voor het koffiedrinken; hij vindt dat hij alles zelf moet doen. Het koffiedrinken 's ochtends is de enige gezamenlijke activiteit waaraan hij deelneemt. Hij wordt er door de verzorging heen gebracht.

14.4.2 Stap 2: het probleem formuleren

Bij het formuleren van de probleemstelling zijn er drie aandachtsgebieden, te weten:
1 De ADL-activiteiten worden niet zelfstandig uitgevoerd:
   - dit heeft een lichamelijke oorzaak, namelijk de handelingen kunnen niet of slechts gedeeltelijk worden uitgevoerd;
   - de oudere geeft dit uit handen door de benadering van de verzorgenden (die deze activiteiten al snel overnemen);
   - de oudere vindt het niet meer belangrijk om zichzelf te verzorgen.
2 Er is een gebrek aan activiteiten en/of positieve ervaringen.
3 Klaaggedrag dient systematisch benaderd te worden om het te verminderen en positief gedrag te stimuleren.

14.4.3 Stap 3: de doelstelling formuleren

1 Vergroten van de ADL-zelfstandigheid
Op de eerste plaats is het een goede zaak om hulpmiddelen te bedenken met behulp waarvan de oudere bepaalde handelingen weer kan verrichten, zoals een loep, een vergrootglas om te borduren, enzovoort. Het is belangrijk om het zelfstandig uitvoeren van de zelfverzorging door de oudere te vergroten door middel

---

We gaan terug naar de casus van meneer De Korte. Als probleem wordt vastgesteld en geformuleerd:

- meneer De Korte heeft te veel tijd nodig voor zijn ADL, hij zelf geeft aan dit niet erg te vinden, maar hij mist daardoor wel vaak de koffie 's ochtends;
- meneer stelt te hoge eisen aan zichzelf;
- meneer kan niet goed lopen;
- meneer kan niet goed zien;
- meneer kan niet zelf zijn hele ADL uitvoeren;
- meneer mijdt contacten, omdat hij in zijn ogen tekortschiet en te snel moe is;
- meneer grijpt de contacten met de verzorgenden aan om te vertellen hoe slecht hij functioneert; dit leidt tot ontevredenheid bij beide partijen. Meneer voelt zich niet gelukkig, hij kan nergens naartoe met zijn problemen ('ze luisteren toch niet') en er komt geen verbetering in zijn lichamelijke toestand.

---

van stimuleren en belonen. Dit kan een positief effect op het zelfbeeld van de oudere hebben.

2 Uitbreiden van activiteiten

Op de tweede plaats is het zaak ervoor te zorgen dat de oudere weer plezier beleeft aan dingen; het opvoeren van het aantal activiteiten kan hiertoe een middel zijn. Praat eens met de oudere over zijn mogelijkheden en wensen, zonder in te gaan op zijn negatieve uitlatingen. Geef aan dat zijn beperkingen jou bekend zijn, maar dat je nu wil praten over de dingen die hij wel kan.

3 Verminderen van het klaaggedrag en bevorderen van positief gedrag

Het benaderen van het klaaggedrag doen we zoals in hoofdstuk 12 is omschreven.

Als doelstelling wordt geformuleerd:

- meneer De Korte werkt maximaal een uur per dag aan aan- en uitkleden; voor het overige krijgt hij hulp;
- hij stelt minder hoge eisen aan zichzelf;
- hij krijgt meer contacten;
- hij klaagt minder tijdens het contact met de verzorgenden.

14.4.4 Stap 4: brainstormen over ideeën en oplossingen

Belangrijk is de 'indirecte' benadering, dat wil zeggen: bied nooit rechtstreeks iets aan aan ouderen die veel klaaggedrag vertonen en waarvan je weet dat ze zich verzetten tegen elk voorstel. Het beste is om de activiteit te starten, andere ouderen er naartoe laten gaan en dit succes 'onopvallend' te laten zien aan de klagende ouderen. Zeg vooral niet dat ze dit ook eens moeten proberen, maar geef aan dat ze er pas naartoe moeten gaan als ze zich goed voelen. Dit geeft de oudere de mogelijkheid om deel te gaan nemen aan activiteiten en zodoende weer leuke dingen te beleven.

> In deze fase werd het volgende besloten. We gaan met meneer De Korte overleggen en vertellen hem dat hij best alles zelf kan doen, maar dat hij ook nog genoeg tijd voor zichzelf moet overhouden. Te veel tijd nodig hebben voor de ADL is ook een reden om extra hulp te krijgen. We gaan niet meer in op zijn opmerkingen over het tekortschieten in de contacten met anderen. Wel geven we aan dat anderen hem nu missen en stimuleren we andere bewoners om hem op te zoeken.
> Tijdens de verzorging reageren we allemaal enthousiast als meneer over iets anders praat dan zijn klachten en de eisen die hij aan zichzelf stelt. Ook gaat zijn contactverzorgende nu om de dag op zijn kamer koffiedrinken.

14.4.5 Stap 5: de benaderingsmethode kiezen en een plan van aanpak opstellen

Kies zeer voorzichtig een benaderingsmethode die aan de volgende eisen voldoet. Het hele team moet deze aanpak kunnen uitvoeren, dat wil zeggen dat je moet letten op weerstanden tegen het besluit het klagen van de oudere zoveel mogelijk te negeren. Veel mensen vinden dit immers erg hard. Ook het geven van extra aandacht aan 'niet-klaaggedrag' is voor veel mensen moeilijk; voor hun gevoel moet je alleen aandacht besteden aan gedrag dat eigenlijk normaal is. Ook dienen we rekening te houden met de weerstand tegen het geven van extra aandacht. Veel mensen krijgen door het klaaggedrag een hekel aan de oudere en kunnen het moeilijk opbrengen hem extra aandacht te geven.

Nu we dit weten is het zaak zorgvuldig te plannen. We willen onze doelen niet uit het oog verliezen, maar ook moeten we goed omgaan met de weerstanden binnen het team. Dit betekent dat we voorzichtig beginnen met de uitvoering. Het beste is om te beginnen met het geven van aandacht aan ander gedrag dan klaaggedrag. Als dit leidt tot meer positief gedrag, dan motiveert dit het team ontzettend.

Een stap die ook gemakkelijk gezet kan worden is het onderzoeken en eventueel verhelpen van lichamelijke ongemakken. Later gaan we over tot het negeren van klaaggedrag, maar hierbij moet je als team heel goed afspreken hoe je dat doet. Vaak is het goed het negeren van het klaaggedrag bij de oudere te motiveren, bijvoorbeeld door te zeggen: 'Als u zo klaagt kan ik daar moeilijk mee omgaan, ik begrijp dat u het moeilijk hebt, maar ik zou liever met u over andere dingen praten. Dan kan ik tenminste meepraten en dat leidt u af van uw klachten, zodat u misschien wat gelukkiger wordt.' Je spreekt hier uit dat je zelf ook niet alles aankunt en je toont je goede wil om de oudere te helpen. Je geeft bovendien aan welk gedrag je als alternatief voor het klagen verwacht; dit maakt het voor veel mensen gemakkelijker zich om te schakelen.

14.4.6 Stap 6: de uitvoering van het plan

Bij de uitvoering is het wederom zaak zo snel mogelijk te evalueren. Levert het belonen van ander gedrag wat op? Soms is het goed om – naast de inventarisatie van het klaaggedrag in de informatiefase – hier het klaaggedrag te inventariseren. Zo kunnen we zien of het klaaggedrag afneemt ten gevolge van het belonen van ander gedrag en/of het negeren van het klaaggedrag. Ook moeten we bijhouden aan welke activiteiten de oudere deelneemt (of deelgenomen heeft) en aan welke nieuwe activiteiten we denken.

Tijdens de uitvoering blijkt het volgende:
- Meneer De Korte legt zich met moeite neer bij de extra hulp. Als hij deze echter accepteert (op aandringen van zijn dochter), geniet hij van het feit dat hij zich niet meer hoeft te haasten.
- Meneer geeft al snel aan dat hij merkt dat men niet meer ingaat op zijn klagen en eisen stellen aan zichzelf. De contactverzorgende geeft aan dat ze het ook moeilijk vond; ze vond dat hij overdreef en zichzelf ongelukkig maakte.
- Door het bezoek van medebewoners op zijn kamer leeft meneer op, hij voelt zich nu verplicht om tegenbezoeken af te leggen en doet dat ook.
- Meneer vindt het koffiedrinken met de contactverzorgende op zijn kamer heel prettig, hij praat dan honderduit over zijn leven en hoe hij zich erdoorheen geslagen heeft.

14.4.7 Stap 7: evaluatie

Is het klaaggedrag afgenomen? Zijn de activiteiten en het plezier daarin toegenomen? Hoe hebben we dat bereikt? Is er een manier van aanpak ontstaan die we vaker willen gebruiken?
Is de zelfstandigheid toegenomen, of hebben de ouderen meer de regie gekregen over de uitvoering van de ADL?

B

Bijlagen

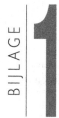
Formulier Inventarisatie van gedragsproblematiek

Naam

Afdeling   Kamernummer

Datum

Naam invuller

Gesproken met

Stap 0: relevante voorgeschiedenis

Noteer onder andere wat bekend is van: de levensgeschiedenis, de reden van opname, familiecontacten, belangrijke somatische ziekten, en dergelijke.

Stap 1: informatie verzamelen

Omschrijving probleemgedrag
Beschrijf hier:
* Wat er gebeurt als het probleem zich voordoet.
* Wat er aan het probleem voorafgaat.
* Hoe er op het gedrag van de oudere gereageerd wordt.
* Hoe je zelf op het gedrag zou (willen) reageren en waarom.
* Of nog geïnventariseerd moet worden hoe vaak het probleemgedrag zich voordoet.

Welke maatregelen zijn er tot nu toe getroffen?
* Wie werden er ingeschakeld?
* Wat waren de resultaten?
* Kan een oude benadering opnieuw worden ingevoerd?

Stap 2: het probleem formuleren

- Welk gedrag wil je gaan belonen en hoe wil je dat doen?
- Welk gedrag wil je gaan negeren en hoe wil je dat doen?
- Welke moeilijkheden verwacht je bij het belonen en negeren: heeft de oudere het bijvoorbeeld moeilijk met een andere benadering, wat vinden de teamleden van het belonen en negeren, kunnen ze de nieuwe aanpak aan?
- Welke teamleden ondervinden problemen met de nieuwe benadering?

Stap 3: de doelstelling formuleren

- Hoe vaak mag het ongewenste gedrag nog voorkomen?
- Hoe vaak willen we dat het gewenste gedrag gaat voorkomen?
- Is dat haalbaar voor de teamleden die het moeten gaan uitvoeren? Moeten er teamleden ondersteund worden?
- Hoeveel teamleden krijgen in de toekomst ondersteuning?

Stap 4: brainstormen over ideeën en oplossingen

- Hoe kunnen we belonen? Welke beloningen zijn er mogelijk voor deze oudere? Waar is hij of zij gevoelig voor? Welke beloningen willen de teamleden geven? Zijn er teamleden die al een vorm van beloning toepassen?
- Hoe gaan we negeren? Op welke momenten zou je kunnen negeren? Zijn er teamleden die al een vorm van negeren toepassen?
- Hoe kunnen we teamleden die moeite hebben met de nieuwe benadering ondersteunen (denk aan voordoen, complimenteren, samen de oudere helpen)?

Stap 5: de benaderingsmethode kiezen en een plan van aanpak opstellen

- Welke beloning kiezen we? Bijvoorbeeld complimentje uitdelen, extra aandacht geven, koffiezetten, samen wandelen, en dergelijke.
- Hoe vaak belonen we: altijd na het gedrag of af en toe?
- Wie gaat de beloning geven? Alleen de teamleden die het gemakkelijk kunnen of stimuleren we ook de anderen om het te proberen?
- Welk gedrag gaan we negeren en hoe gaan we dat doen?
- Wie gaan we ondersteunen?

Stap 6: de uitvoering van het plan

- Lukt het de teamleden om de nieuwe aanpak uit te voeren? Hoe werkt de ondersteuning?
- Hoe reageert de oudere verbaal? Geeft hij aan deze benadering beter of anders te vinden?
- Hoe reageert de oudere in gedrag? Zie je een toe- of afname van het gewenste en het ongewenste gedrag?

Stap 7: evaluatie

- Zijn de doelstellingen gehaald?
- Hoe vindt het team de nieuwe benadering?
- Voelen de teamleden zich gesterkt door de ondersteuning die ze krijgen? (Is de toename van het negatieve gedrag voorzien? Denk aan het uitdovingseffect; zie hoofdstuk 2.)

2 Gedragsregels voor het voeren van een teambespreking over gedragsproblemen

1 Verdeel het probleem in kleinere subproblemen.
- Let op dat er slechts over één probleem tegelijk gesproken wordt.
- Bewerk slechts één probleem tegelijk en probeer niet meerdere problemen tegelijk aan te pakken.

2 Probeer niet de oudere totaal te veranderen, maar werk aan het probleem dat je ervaart in de omgang met hem.

3 Beschrijf steeds wat de oudere probeert te zeggen of te bereiken met zijn probleemgedrag.

4 Wat zou jij doen als je in de schoenen van de oudere stond?

5 Wat is je invloed op het gedrag van de oudere? Lok je – per ongeluk – wel eens verkeerd gedrag uit?

6 Wijs oplossingen die slechts in bepaalde gevallen werken niet meteen van de hand, maar bouw met deze oplossingen aan een nieuwe oplossing.

7 Als een gekozen oplossing leidt tot een nieuw probleem, verwerp deze oplossing dan niet meteen, maar kijk eerst of je voor dat nieuwe probleem een oplossing kunt vinden.

8 Bedenk bij elke oplossing of nieuwe benadering die je kiest hoe je je collega's ervoor gaat motiveren.

9 Ben je het niet eens met een gekozen oplossing zeg dat dan. Werk ondertussen wel mee; immers, als we de benadering consequent uitvoeren kunnen we sneller zien of de benadering werkt (en of jij gelijk had).

10 Beweer alleen iets als je het zeker weet (bijvoorbeeld: 'de oudere begrijpt mij altijd' of 'de oudere is niet doof').

11 Als je het niet zeker weet, laat het dan (door een deskundige) uitzoeken.

12 Lach nooit om oplossingen of problemen die door anderen aangedragen worden.

13 Steek je energie niet in uitleggen hoe hopeloos de situatie is.

14 Steek je energie wel in het zoeken van een andere benadering voor een (klein) probleem.

15 Streef liever naar overeenstemming dan dat je je eigen mening doordrukt. Iedereen moet tenslotte met de gekozen benadering kunnen werken.

16 Als teamleden verschillende dingen beweren met betrekking tot hetzelfde gedrag van een oudere, verzamel dan opnieuw informatie of schakel een deskundige in.

3

Een overzicht van het stappenplan

	Stap en Doel	Hoe en wat?
E V A L U E R E N	1 Verzamelen van gegevens Beeldvorming van het probleemgedrag	Doen van onderzoek: vragenlijst lichamelijk onderzoek (door arts) consultatie andere disciplines gedragsobservatielijst/scoren gedrag inventarisatie mening team, praten met elkaar over gedrag oudere: • moeilijk, welk gedrag? • hoe gaan verzorgenden met moeilijk gedrag om? • welke gevoelens roept het gedrag van de oudere op? • welke gevoelens roept de toegepaste benaderingswijze op? Info verzamelen via: gesprek oudere gesprek familie/relaties andere disciplines observeren verpleegkundige rapportage

	Stap en Doel	Hoe en wat?
E V A L U E R E N	2 Formuleren probleem- gedrag gekoppeld aan mogelijke oorzaken Probleem is: • concreet • helder • eenduidig • in zichtbaar gedrag geformuleerd	Analyseren van het probleemgedrag • dus het gedrag als het ware ontleden en dan • inventariseren mogelijke verklaringen • dus welke factoren/oorzaken/omstandigheden kunnen moeilijk gedrag mogelijk doen ontstaan. Welke problemen vloeien voort uit het moeilijk gedrag, bijvoorbeeld: • ADL-problemen Teambespreking: mening team individuele mening mening oudere vervolgens probleemgedrag formuleren op basis van verzamelde gegevens uit stap 1 en 2.
E V A L U E R E N	3 Formuleren doelstelling: • concreet • helder • haalbaar • bevat tijdslimiet • in zichtbaar gedrag geformuleerd Doelstelling past bij probleemstelling	Teambespreking Consultatie andere disciplines en bespreken: Hoe vaak mag het ongewenste gedrag nog voor- komen? Welk gedrag willen we gaan stimuleren, meer voor doen komen? Binnen welke tijdslimiet?
E V A L U E R E N	4 Brainstormen ontwikkel een plan van activiteiten waarmee het doel bereikt kan worden	Teambespreking Inventariseren oplossingen Inventariseren benaderingswijzen Beste keuze maken

	Stap en Doel	Hoe en wat?
E V A L U E R E N	5 Planning maken: hoe, wat, wanneer en door wie?	Vaststellen van prioriteiten dus: welk probleem moet als eerste aangepakt worden, welke daarna enzovoort. Opstellen individueel verpleegplan, deze bevat: verzamelde info probleemstelling doelstelling benaderingswijze evaluatiemomenten Plan bespreken met de oudere Observeren
E V A L U E R E N	6 Uitvoering van het plan dus het in de praktijk toepassen van het opgestelde plan en de gekozen benaderings- wijze	Observeren: gedrag oudere • toename positief gedrag • toename moeilijk gedrag • vermindering moeilijk gedrag • reactie oudere op benaderingswijze Dagelijks de gekozen benaderingswijze op: uitvoerbaarheid effect ervan op oudere c.q. verzorgende eventuele moeilijkheden. Zo nodig het plan bijstellen vanaf stap 2.
E V A L U E R E N	7 Evalueren van het plan en benaderingswijze	Doel bereikt wel/niet? Bij niet: onderzoeken waarom het doel niet bereikt is, wat is er misgegaan. Was doelstelling: niet concreet? niet haalbaar? Benaderingswijze: moeilijk uitvoerbaar? niet effectief? Vervolgens plan bijstellen, starten bij stap 2.

Teambegeleiding bij het methodisch omgaan met problematisch gedrag

In deze bijlage beschrijven we waar je op moet letten als je methodisch wil omgaan met gedragsproblemen. We zullen dit stapsgewijs doen, door alle stappen van het methodisch werken na te lopen. De punten die we hieronder noemen kun je gebruiken om te checken of je niets vergeten bent.

Het is handig als je hiernaast het formulier 'Inventarisatie van gedragsproblematiek' (bijlage 1) invult, zodat je een goede omschrijving hebt van het gedrag en de reactie van de teamleden op dit gedrag. Dit formulier is een hulpmiddel voor verzorgenden die alle informatie van de bewoner moeten verzamelen.

Stap I: informatie verzamelen

- Welk probleem is er aan de orde:
  - Voor wie is het gedrag van de oudere een probleem?
  - Heb je alle teamleden ondervraagd over de oudere?
  - Werden er nog andere problemen geformuleerd door de teamleden?
- Hoe reageren de teamleden op het huidige gedragsprobleem?
  - met afkeer;
  - ze vermijden de oudere;
  - iedereen reageert hetzelfde;
  - sommigen willen autoritair optreden.
- Is het probleem vroeger al eens voorgekomen?
  - Wat was toen de aanpak?
  - Zijn er toen andere deskundigen geraadpleegd? (Zo ja, voeg deze informatie bij.)
  - Is er destijds al een benadering uitgewerkt en uitgeprobeerd en wat was daarvan het effect?
- Is de mening van de oudere gevraagd over dit probleem?
  - Praten individuele verzorgenden met de oudere over het probleem?
  - Praat de eerstverantwoordelijke verzorgende (contactverzorgende/persoonlijk begeleider) met de oudere over het probleem?

- Heeft het probleem te maken met het heropleven van een psychische ziekte?
  - Zo ja, wat zijn de voortekenen van het opleven van de ziekte?
  - Zijn er afspraken gemaakt met de oudere over hoe hem te benaderen als deze ziekte weer opleeft?
- Is het formulier 'Inventarisatie van gedragsproblematiek' ingevuld?

De contactverzorgende maakt een samenvatting van al deze gegevens en bespreekt die in de bewonersbespreking.

Stap 2: het probleem formuleren

Het probleem wordt geformuleerd in de bewonersbespreking naar aanleiding van het voorstel van de contactverzorgende.
- Is iedereen het over het probleem eens?
- Is het team verdeeld tussen leden die wel en teamleden die geen probleem hebben met het gedrag van de oudere?
- Zo ja, dan is het probleem hoe we de teamleden die het er moeilijk mee hebben kunnen steunen.
- Erover praten? Dat kan door:
  - de goede benadering voor te doen;
  - de zorg voor de ouderen soms van deze teamleden over te nemen.

Stap 3: de doelstelling formuleren

- Heb je genoeg informatie om samen tot een goede doelstelling te komen of wordt de doelstelling: informatie over het probleem inwinnen bij een deskundige (arts, maatschappelijk werker, psycholoog, geestelijke)? Is dit niet het geval, ga dan door met informatie inwinnen.
- Trachten we een reëel doel te bereiken?
  - Zijn er teamleden die hun doel te hoog stellen?
  - Zijn er teamleden die denken: 'Laat maar zitten, het wordt toch nooit wat'?
  - Zijn er teamleden die op grond van wat ze weten over het verleden, denken dat een oplossing wel of juist niet mogelijk is?
- Is de mogelijkheid besproken om het probleem op te laten lossen door een deskundige?
- Kan iedereen instemmen met de gekozen doelstelling?
  - Zo ja: ga door naar stap 4.
  - Zo nee: kunnen de mensen die het er niet mee eens zijn zich neerleggen bij de gekozen doelstelling?
  - Is er hulp nodig van een externe deskundige (arts, maatschappelijk werker, psycholoog) om samen tot een goede doelstelling te komen?

Stap 4: brainstormen over ideeën en oplossingen

- Is de sfeer goed om te kunnen brainstormen?
  - Wordt er niet gelachen om verrassende voorstellen?
  - Kan iedereen zijn zegje doen?
  - Krijgt niet steeds dezelfde collega zijn zin als het gaat om oplossingen?
- Worden alle suggesties opgeschreven?
- Durven we een combinatie te maken van suggesties?
- Wordt wel het positieve gedrag beloond als het negatieve gedrag genegeerd wordt?
- Zijn het niet steeds dezelfde collega's die zich moeten neerleggen bij een methode die ze niet steunen?

Stap 5: de benaderingsmethode kiezen en een plan van aanpak opstellen

- Kan iedereen het eens zijn met de methode die we kiezen?
- Zijn de mensen die het er niet mee eens zijn bereid om mee te werken en te kijken of de methode werkt?
- Hoe lang gaan we de methode proberen?
- Horen interventies van andere deskundigen ook bij de aanpak?
- Is de methode van aanpak goed doorgesproken?
- Zijn er concrete afspraken gemaakt (wie doet wat, hoe laat en wanneer)?
- Zijn er afspraken gemaakt over (tussentijdse) evaluaties?
- Zijn er afspraken gemaakt over het stoppen met de nieuwe benadering? Bij welke effecten stoppen we met de nieuwe benadering en wie adviseert ons daarin?

Stap 6: de uitvoering van het plan

- Is het een goed idee om een of twee weken proef te draaien met de nieuwe benadering?
- Wie ondersteunt de teamleden bij de nieuwe benadering (arts, maatschappelijk werker, psycholoog)?
- Wie bespreekt de nieuwe benadering en de effecten daarvan met de oudere?
- Worden de effecten van de nieuwe benadering (apart) geregistreerd in de rapportage?

Let vooral op hoe men erin slaagde de nieuwe benadering uit te voeren en wat de reactie van de oudere was.

Stap 7: evaluatie

- Zijn de gedragsdoelstellingen gehaald?
- Zo nee, is er dan wel een ontwikkeling in de goede richting?
- Leidt deze ontwikkeling tot meer vertrouwen bij het team?
- Zijn *alle* teamleden tevreden over de aanpak?

5

Een overzicht van de valkuilen voor teams

	Stap en Doel	Valkuilen
E V A L U E R E N	1 Verzamelen van gegevens Beeldvorming van het probleemgedrag	We zijn te veel bezig om alle problemen die we maar kunnen bedenken op een hoop te gooien: we werken niet één probleem tegelijk af. We verzamelen alleen het negatieve gedrag van de oudere en de keren dat het fout gaat en we kijken niet naar de keren dat het goed gaat. Bij elke opmerking zeggen we: 'dat hebben we al eens geprobeerd', hierdoor heeft niemand meer zin om aan het probleem te werken. We vergeten te kijken wat de oudere bedoelt met het probleemgedrag. We letten niet op het effect van ons eigen gedrag (zijn we wel empathisch geweest?). We hebben niet genoeg gelet op de wens van de oudere.

	Stap en Doel	Valkuilen
E V A L U E R E N	2 Formuleren probleem- gedrag gekoppeld aan mogelijke oorzaken Probleem is: • concreet • helder • eenduidig • in zichtbaar gedrag geformuleerd	We denken te snel dat we precies weten wat de oorzaak is. We proberen elkaar ervan te overtuigen dat het probleem niet op te lossen is in plaats van te kijken naar de kleine oplossingen die misschien wel helpen.
E V A L U E R E N	3 Formuleren doelstelling: • concreet • helder • haalbaar • bevat tijdslimiet • in zichtbaar gedrag geformuleerd Doelstelling past bij probleemstelling	We proberen onze doelen steeds te hoog te stellen. Doordat het doel te hoog gesteld is, roepen verschillende deelnemers: 'Zie je wel dat er geen oplossing is'. Is ons doel ook het doel van de oudere?
E V A L U E R E N	4 Brainstormen ontwikkel een plan van activiteiten waarmee het doel bereikt kan worden	Roep niet bij elk voorstel: 'Dat hebben we al eens geprobeerd'. Werk aan één probleem tegelijk.
E V A L U E R E N	5 Planning maken: hoe, wat, wanneer en door wie?	De vergadering werkt aan alle problemen tegelijk.

	Stap en Doel	Valkuilen
E V A L U E R E N	6 Uitvoering van het plan, dus het in de praktijk toepassen van het opgestelde plan en de gekozen benaderingswijze	Er wordt niet snel genoeg geëvalueerd. Niemand let op hoe de teamgenoten de nieuwe aanpak vinden.
E V A L U E R E N	7 Evalueren van het plan en benaderingswijze	Doel bereikt wel/niet? Niemand evalueert als het goed gaat. Als het niet meteen goed gaat willen we te snel evalueren.

Instructie bij het gebruik van de lijst psychogeriatrische zorgbehoefte (PGB)

Deze lijst is ontworpen om op snelle en adequate manier de psychische toestand van oudere bewoners van verzorgingshuizen, verpleeghuizen en psychiatrische centra te inventariseren en eventueel te volgen.

De nadruk ligt hierbij op de volgende gebieden:

A   Cognitieve vermogens: het vermogen van de (oudere) mens om zich te oriënteren in tijd, plaats en persoon.

B   Stemming: hoe is de bewoner doorgaans gestemd.

C   Sociaal contact: hoe gaat de bewoner om met anderen, wat zijn de hindernissen.

D   Overige vragen: vragen over specifieke psychische afwijkingen.

E   ADL: bij welke onderdelen van de verzorging krijgt de bewoner hulp.

De sterke kant van deze lijst is dat de psychische toestand vrij nauwkeurig geïnventariseerd wordt en dat de psycholoog op basis van de lijst een goed beeld krijgt van de bewoner. Tegelijkertijd stelt de lijst je door middel van subschalen in staat de tijd van invullen te bekorten. (Subschalen die niet van toepassing zijn worden niet ingevuld). Deze lijst kan een goede aanvulling zijn bij de bewaking van de toestand van bewoners die reeds extra aandacht krijgen en/of bij het inventariseren van de toestand van de bewoners die opvallend gedrag vertonen. Deze lijst is, vanwege de gedetailleerde informatie, minder geschikt om de toestand van alle bewoners mee te inventariseren.

Vanwege privacy zij erop gewezen dat ingevulde lijsten in het dossier van de bewoner horen en liefst niet de naam van de bewoner dienen te dragen, maar een codenummer.

Invulinstructie

Deze lijst dient zo snel mogelijk ingevuld te worden. De ene verzorgende leest de vragen op, de andere beantwoordt ze. Samen komt men tot overeenstemming over de juiste antwoordcategorie. Houd bij het invullen *de afgelopen twee weken* in gedachten.

Betekenis van de antwoordcategorieën

'Nooit' = De bewoner vertoont dit gedrag niet.

'Zelden' = De bewoner vertoont dit gedrag maar een of twee keer per week (niet voorspelbaar).

'Soms' = De bewoner vertoont dit gedrag drie à vier keer per week.

'Vaak' = De bewoner vertoont dit gedrag bijna iedere dag (vijf à zes keer per week.

'Zeer vaak' = De bewoner vertoont dit gedrag iedere dag.

Als de lijst is ingevuld, maak dan een samenvatting van de vragen waarop de oudere hoog scoort en geef ook aan op welke vragen de oudere laag scoort. Zo kun je in een kort tijdsbestek een goed beeld van het functioneren van de oudere geven. Als je de lijst later nog een keer invult, kun je die vergelijken met de eerder ingevulde lijst.

PGB cognitieve vermogens

	nooit	zelden	soms	vaak	zeer vaak
1 De bewoner onthoudt recente informatie	☐	☐	☐	☐	☐
2 De bewoner kan persoonlijke zaken vinden	☐	☐	☐	☐	☐
2a wordt hierbij geholpen	☐	☐	☐	☐	☐
3 De bewoner onthoudt tijden van afspraken zelf	☐	☐	☐	☐	☐
3a wordt hierbij geholpen	☐	☐	☐	☐	☐
4a Oriëntatie in tijd De bewoner weet:					
• hoe laat het is	☐	☐	☐	☐	☐
• welke dag het is	☐	☐	☐	☐	☐
• welke maand het is	☐	☐	☐	☐	☐
• welk jaar het is	☐	☐	☐	☐	☐
• hoe oud hij/zij is	☐	☐	☐	☐	☐
4b De bewoner handhaaft zelfstandig het dag-/nachtritme	☐	☐	☐	☐	☐

bijlage **6**

	nooit	*zelden*	*soms*	*vaak*	*zeer vaak*
5 De bewoner kan in huis de weg vinden	☐	☐	☐	☐	☐
5a wordt hierbij geholpen	☐	☐	☐	☐	☐
6 De bewoner herkent voor hem/haar belangrijke personen in de juiste relatie tot zichzelf (kind als kind, partner als partner etc.)	☐	☐	☐	☐	☐
6a wordt hierbij geholpen	☐	☐	☐	☐	☐
7 De bewoner is in staat belangrijke gebeurtenissen uit zijn/haar leven op een juiste manier te vertellen	☐	☐	☐	☐	☐
8 De bewoner kan zich goed concentreren; kan zonder moeite aandacht opbrengen bij krant, tv e.d.	☐	☐	☐	☐	☐
9 De bewoner weet zich in sociaal opzicht een goede houding te geven, d.w.z. hij/zij doet geen dingen die minder wenselijk zijn	☐	☐	☐	☐	☐
10a De bewoner is achterdochtig	☐	☐	☐	☐	☐
10b De bewoner heeft inzicht in eigen functioneren (vergeetachtigheid)	☐	☐	☐	☐	☐
11 De bewoner reageert rustig als kleine dingen anders verlopen dan normaal (raakt niet overstuur)	☐	☐	☐	☐	☐
12 De bewoner praat samenhangend	☐	☐	☐	☐	☐

PGB stemming

		nooit	*zelden*	*soms*	*vaak*	*zeer vaak*
1a	De bewoner is neerslachtig	☐	☐	☐	☐	☐
1b	De bewoner jammert en klaagt	☐	☐	☐	☐	☐
1c	De bewoner is boos en mopperig	☐	☐	☐	☐	☐
1d	De bewoner huilt	☐	☐	☐	☐	☐
1e	De bewoner is rusteloos, loopt heen en weer, handenwringend	☐	☐	☐	☐	☐
1f	De bewoner scheldt op anderen	☐	☐	☐	☐	☐
1g	De bewoner scheldt op zichzelf	☐	☐	☐	☐	☐
2	De bewoner geeft aan het leven niet meer te zien zitten	☐	☐	☐	☐	☐
3a	De bewoner geeft aan niet meer wakker te willen worden	☐	☐	☐	☐	☐
3b	De bewoner geeft aan dood te willen, maar durft het zelf niet	☐	☐	☐	☐	☐
3c	De bewoner geeft aan er zelf een eind aan te willen maken	☐	☐	☐	☐	☐
4a	De bewoner weigert inname van medicatie	☐	☐	☐	☐	☐
4b	De bewoner verwondt zichzelf	☐	☐	☐	☐	☐

PGB sociaal

		nooit	zelden	soms	vaak	zeer vaak
1	De bewoner is actief geïnteresseerd in wat er in zijn/haar omgeving gebeurt (legt actief contact)	☐	☐	☐	☐	☐
2	De bewoner neemt zelfstandig deel aan activiteiten	☐	☐	☐	☐	☐
2a	heeft aanmoediging nodig om deel te nemen	☐	☐	☐	☐	☐
2b	is gevoelig voor aanmoediging	☐	☐	☐	☐	☐
3a	De bewoner verblijft de hele dag op de kamer doch de deur staat open	☐	☐	☐	☐	☐
3b	De bewoner trekt zich terug op de eigen kamer	☐	☐	☐	☐	☐
3c	De bewoner geeft aan eenzaam te zijn	☐	☐	☐	☐	☐
4	De bewoner wordt door medebewoners gemeden	☐	☐	☐	☐	☐
4a	omdat hij/zij zich vreemd gedraagt	☐	☐	☐	☐	☐
4b	omdat hij/zij te vaak een beroep op anderen doet	☐	☐	☐	☐	☐
5	De bewoner ontvangt bezoek van familieleden, vrienden en kennissen	☐	☐	☐	☐	☐
6	De bewoner bezoekt het gezamenlijk koffiedrinken	☐	☐	☐	☐	☐

PGB overige vragen

	nooit	zelden	soms	vaak	zeer vaak

1a De bewoner draagt zorg voor de persoonlijke verzorging
☐ ☐ ☐ ☐ ☐

1b De bewoner is, lichamelijk gezien, in staat zichzelf te verzorgen
☐ ☐ ☐ ☐ ☐

1c Kan zich wel zelf verzorgen, wil echter niet
☐ ☐ ☐ ☐ ☐

1d De bewoner begrijpt niet (meer) wat hij/zij moet doen bij de zelf-verzorging
☐ ☐ ☐ ☐ ☐

1e De bewoner wordt geholpen bij de zelfverzorging
☐ ☐ ☐ ☐ ☐

2 De bewoner

a heeft ideeën die niet met de werkelijkheid overeenstemmen (wanen) en houdt daaraan vast bij discussie
☐ ☐ ☐ ☐ ☐

b ziet of hoort dingen die wij niet zien/horen (hallucineert)
☐ ☐ ☐ ☐ ☐

c is seksueel ontremd
- maakt seksueel getinte opmerkingen;
☐ ☐ ☐ ☐ ☐

- raakt anderen ongewenst aan
☐ ☐ ☐ ☐ ☐

d is agressief
- scheldt en/of dreigt
☐ ☐ ☐ ☐ ☐

- slaat, schopt, bijt
☐ ☐ ☐ ☐ ☐

3 De bewoner ontvangt rustgevende medicatie
zo ja: welke (hoe laat)?
Slaapmedicatie telt niet mee.
☐ ☐ ☐ ☐ ☐

Overige vragen

1 Hoe is de mobiliteit van de bewoner, zijn er bijzonderheden aangaande het lopen? (Met behulp van stok/rekje?) Gebruikt de bewoner een rolstoel? Kan de bewoner langere afstanden te voet afleggen?

2 Is de bewoner incontinent? Zo ja, hoe lang en van wat.

3 Hoe is het slaappatroon van de bewoner? Klaagt de bewoner over slecht slapen? Is hij/zij bij controle vaak wakker? (in de voor- of nanacht?) Gebruikt hij/zij slaapmedicatie?

4 Hoe is het eet- en drinkpatroon van de bewoner?

5 Heeft u de indruk dat de bewoner voor- of achteruitgaat? Is de eventuele voor- of achteruitgang:
- lichamelijk
- sociaal
- psychisch

(Vul bij stabiele toestand S in)

6 Heeft u nog op- en/of aanmerkingen die u wilt toevoegen?

PGB ADL

	nooit	zelden	soms	vaak	zeer vaak
1 De bewoner wordt geholpen bij het baden	☐	☐	☐	☐	☐
2 De bewoner wordt geholpen bij					
2a verschonen van het bed	☐	☐	☐	☐	☐
2b opmaken van het bed	☐	☐	☐	☐	☐
3 De bewoner wordt geholpen bij de wasbeurt					
3a wassen onder	☐	☐	☐	☐	☐
3b wassen boven	☐	☐	☐	☐	☐
4 De bewoner wordt geholpen bij					
4a aankleden	☐	☐	☐	☐	☐

4b uitkleden   ☐ ☐ ☐ ☐ ☐

5 De bewoner wordt geholpen bij
   het schoonhouden van de kamer   ☐ ☐ ☐ ☐ ☐

6 De bewoner wordt geholpen bij
6a snijden van vlees   ☐ ☐ ☐ ☐ ☐

6b eten en -drinken   ☐ ☐ ☐ ☐ ☐

7 De bewoner wordt geholpen bij
   naar het toilet gaan   ☐ ☐ ☐ ☐ ☐

8 De bewoner wordt geholpen bij
8a lopen over langere afstanden   ☐ ☐ ☐ ☐ ☐

8b lopen op de kamer   ☐ ☐ ☐ ☐ ☐

8c opstaan/gaan zitten   ☐ ☐ ☐ ☐ ☐

9 De bewoner heeft moeite met
9a horen   ☐ ☐ ☐ ☐ ☐

9b zien   ☐ ☐ ☐ ☐ ☐

9c praten   ☐ ☐ ☐ ☐ ☐

9d begrijpen   ☐ ☐ ☐ ☐ ☐

C

Casussen

Met de volgende casussen krijg je de gelegenheid om hetgeen je in module 1 tot en met 3 hebt geleerd toe te passen. Als eerste tref je een voorbeeld aan van hoe een casus uitgewerkt zou kunnen worden. Daarna volgen verschillende voorbeelden uit de praktijk. Elke casus hoort bij een hoofdstuk dat in dit boek behandeld is.

Voorbeeldcasus I
Depressie bij ouderen:
meneer Witteveen is boos

Sociale situatie

Meneer Witteveen is een gescheiden man van drieëntachtig jaar. Uit zijn huwelijk werd een dochter geboren. Hij heeft een goed contact met zijn dochter en hij ziet haar elke zaterdag. Hij wordt dan opgehaald door haar. Hij verheugt zich erg op dit wekelijks uitstapje. Zijn dochter verzorgt ook zijn was. Zij verhuist echter binnenkort naar het noorden van het land, vanwege een nieuwe baan van haar man.
Zijn ex-echtgenote is in 1993 overleden. Meneer was ambtenaar bij de PTT en is in verband met een reorganisatie vervroegd met pensioen gegaan. Hij brengt zijn tijd door met zijn postzegelverzameling en het luisteren naar klassieke muziek. Een keer per maand gaat hij met een kennis naar een klassiek concert. Verder heeft hij weinig sociale contacten. Meneer staat bekend als een gemoedelijke en vriendelijke man.

Medische situatie

In 1988 is meneer opgenomen in een Algemeen Ziekenhuis in verband met een prostaatoperatie. In 1970 is hij van een trap gevallen, sindsdien heeft hij rugklachten. Hij is hiervoor regelmatig in het Algemeen Ziekenhuis onderzocht, maar men heeft geen oorzaak kunnen vinden.
Medicatie: Mag zo nodig paracetamol gebruiken bij rugklachten.

Verpleegsituatie

Meneer Witteveen kan zichzelf verzorgen, maar heeft er wel ondersteuning bij nodig. Sinds een paar weken reageert hij heftig (vloeken en schelden) op de verzorgende. Hij heeft een verzorgende zelfs een keer een klap in haar gezicht gegeven. Meneer slaapt slecht en heeft weinig eetlust. Ook heeft hij last van een moeilijke stoelgang. Hij heeft dagelijks huilbuien.

Stap I: informatie verzamelen

Lichamelijk

Meneer heeft minstens drie keer per week rugklachten (pijn), waardoor hij moeite heeft een voor hem prettige houding te vinden in bed of in zijn stoel. Hij loopt zelfstandig, zonder hulpmiddelen, en heeft een rechte houding. Als hij rugklachten heeft, loopt hij echter licht voorovergebogen.

Meneer heeft dagelijks last van koude handen en voeten, hij zegt het de hele dag koud te hebben. Zijn ademhaling is normaal.

Meneer heeft weinig eetlust, hij zegt dat het eten hem niet meer smaakt. Zijn reukvermogen is verminderd, waardoor hij het eten niet kan ruiken en proeven. Hij gebruikt geen ontbijt, neemt van de warme maaltijd alleen de soep en het toetje, en eet 's avonds een bord griesmeelpap. Meneer drinkt ongeveer twee liter vocht per dag. Hij heeft een moeilijke stoelgang.

Hij slaapt ook slecht; hij heeft moeite met inslapen en is regelmatig wakker. Meneer voelt zich overdag vermoeid en ligt dan veel op bed. Hij heeft in toenemende mate last van doofheid.

Geestelijk

Meneer zegt veel te piekeren nu zijn dochter zo ver bij hem vandaan gaat wonen. Hij voelt zich somber en vermoeid. Hij heeft veel moeite met opstaan en wil met rust gelaten worden. Hij raakt geagiteerd wanneer verzorgenden erop aandringen hem te helpen met zijn zelfzorg.

Sociaal

Meneer vindt het vreselijk dat zijn dochter ver bij hem uit de buurt gaat wonen. Hij voelt zich in de steek gelaten, net als toen zijn vrouw besloot om van hem te gaan scheiden. Hij heeft dagelijks huilbuien, waarvoor hij zich schaamt (een man mag niet huilen). Meneer trekt zich steeds meer terug op zijn kamer en neemt niet meer deel aan de gezamenlijke activiteiten als koffiedrinken. Hij heeft moeite om zich te uiten.

Zelfverzorging

Meneer heeft ondersteuning en verbale instructies nodig bij het wassen en aankleden, het verschonen van onder- en bovenkleding, het haren kammen, het scheren, het poetsen van zijn gebitsprothese en het opmaken en verschonen van het bed.

Hij kan niet zelfstandig zijn rug en stuit wassen, dat doet de verzorgende voor hem. Wel kan hij zich zelfstandig voortbewegen, naar het toilet gaan (hij is niet incontinent), eten en drinken en zijn bril schoonmaken.

Informatie dochter

Zij vertelt dat haar vader jaren geleden depressief is geraakt na de scheiding van zijn vrouw. Hij is toen door de huisarts medicamenteus behandeld, waarop hij goed reageerde.

Ook heeft hij een depressieve periode gehad nadat hij vervroegd met pensioen was gegaan. Zij herinnert zich dat haar vader als hij onder druk stond fel kon reageren, vloeken en schelden. Volgens haar kwam dit gedrag voort uit een gevoel van machteloosheid en verdriet. Hij is nooit een prater geweest.

Informatie huisarts

Meneer Witteveen is in 1972 behandeld met antidepressiva vanwege een depressie met vitale kenmerken, na twee jaar werd de medicatie afgebouwd.

Daarvoor, in 1966, had meneer de huisarts bezocht vanwege lichamelijke klachten en somberheid, maar hij weigerde iedere medicatie.

Observatiegegevens middels gedragsobservatieschaal

Welk probleemgedrag vertoont meneer?

Verbale agressie: vloeken, schelden.

Hij heeft een keer een van de verzorgenden een klap in het gezicht gegeven en bedreigt hen soms met gebalde vuisten.

Wanneer vertoont meneer dit probleemgedrag?

Hij vertoont dit gedrag met name 's ochtends wanneer de verzorgende hem komt helpen. Hij vertoont dit gedrag sinds een week dagelijks, zijn somberheidsklachten bestaan al langer, namelijk drie weken.

Wat ging er aan het gedrag vooraf?

* een gehaaste benadering van de verzorgende;
* zonder kloppen kamer binnengaan;
* druk op meneer leggen wanneer hij niet wil opstaan, geen hulp wil, zich niet wil verzorgen, niet wil eten, niet wil deelnemen aan het gezamenlijk koffiedrinken;
* verzorgende geeft niet duidelijk aan wat er gaat gebeuren;
* slechte nachtrust;
* huilbui/verdrietige stemming.

Mening team

De teamleden gaan op verschillende manieren om met het gedrag van meneer Witteveen:

* gedrag negeren, de strijd aangaan;
* weglopen, later terugkomen;
* meneer niet helpen met zijn verzorging;
* boos reageren;
* bang voor meneer zijn.

Men is het erover eens dat er een eenduidige gedragsbenadering moet komen en dat de hulp ingeschakeld moet worden van een arts (vanwege somberheid en daaruit voortvloeiende klachten) en een psycholoog (gedragsbenadering).

Stap 2: het probleem formuleren

Verbale agressie met name 's ochtends voor en tijdens de zorgverlening, mogelijk veroorzaakt door de depressie, de verhuizing van de dochter, zijn onvermogen zich te uiten en/of de benadering van de verzorgenden.
De verbale agressie uit zich in schelden en vloeken.

Stap 3: de doelstelling formuleren

Meneer vertoont binnen vier weken geen verbaal agressief gedrag meer; hij uit zich normaal zonder vloeken en schelden.

Stap 4: brainstormen over ideeën en oplossingen

- behandelen depressie door medicatie/inschakelen huisarts en/of Riagg;
- in overleg met meneer het tijdstip van verzorging afspreken;
- niet zonder kloppen naar binnen gaan;
- duidelijke aanwijzingen geven;
- vertellen wat je gaat doen;
- rekening houden met slechthorendheid: meneer aankijken, duidelijk praten;
- geen druk op meneer leggen;
- meneer rustig benaderen;
- grenzen aangeven als meneer gaat vloeken of schelden;
- meneer vriendelijk, maar consequent op zijn gedrag aanspreken.

Stap 5: de benaderingsmethode kiezen en een plan van aanpak opstellen

In het teamoverleg wordt het volgende afgesproken:
- huisarts en Riagg worden ingeschakeld: deze worden geïnformeerd over de situatie en hen wordt advies gevraagd omtrent de benadering door de eerstverantwoordelijke verzorgende;
- de dochter wordt op de hoogte gebracht van de situatie en welke stappen ondernomen zullen worden door de eerstverantwoordelijke verzorgende;
- er komt een duidelijke rapportage in het zorgdossier over het gedrag van meneer. Hiervoor zorgen alle verzorgenden;
- benaderingswijze:
  - behandeling depressie door arts;
  - afspraak met meneer maken over tijdstip verzorging;
  - kloppen op de deur, niet zomaar de kamer binnenlopen;
  - rustige benadering;
  - duidelijke aanwijzingen en instructies geven;
  - geen druk leggen op meneer;
  - grenzen aangeven;

- aanspreken op gedrag;
- één boodschap tegelijk geven.
• na een week opnieuw evalueren.

Stap 6: de uitvoering van het plan

Meneer wordt bezocht door de huisarts die hem medicatie voorschrijft. Dit wordt dagelijks door de verzorgenden geregeld en zij controleren meneer op inname van de medicatie. Door een lichte geheugenstoornis weet hij niet of hij de medicatie 's ochtends ingenomen heeft. Ondanks de medicatie en de afgesproken benaderings- wijze blijft het moeilijk om hem te helpen met de verzorging. Hij weigert dagelijks hulp omdat hij het niet nodig vindt gewassen te worden: dat kan hij zelf wel. Bovendien wordt hij binnen niet vies, vindt hij. De verzorgenden constateren dat hij bij verhoogde druk eerst boos reageert ('Al die bemoeienissen!') en overgaat tot schreeuwen en vloeken als de verzorgende blijft aandringen.

Stap 7: evaluatie

Na een week wordt de situatie van meneer Witteveen opnieuw geëvalueerd. Bij binnenkomst van de verzorgende reageert hij over het algemeen vriendelijk maar kort. Meestal ligt hij nog op bed en wil hij zo snel mogelijk weer terug. Indien de verzorgenden dit toestaan en niet aandringen op wassen en aankleden is er geen sprake van verbale agressie. Meneer staat het toedienen van medicatie en het ver- zorgen van een ontbijt wel toe. Tijdens de contactmomenten signaleren de verzor- genden dat hij aangeeft zich lichamelijk niet in orde te voelen. Hij klaagt over hoofdpijn, nekpijn en slecht slapen. Ook uit hij de angst om naar een psychiatrisch ziekenhuis gebracht te worden. Tijdens de evaluatie wordt het volgende besloten:
• de huisarts wordt geïnformeerd over de observaties en signalen van de verzor- genden;
• de eerstverantwoordelijke verzorgende zal de Riagg bellen om op korte(re) ter- mijn advies te krijgen omtrent de benaderingswijze voor meneer Witteveen. Tot die tijd zal worden doorgegaan met de huidige benaderingswijze.

Voorbeeldcasus 2
Angst bij ouderen

Voorgeschiedenis

Mevrouw Hendriks groeide op in een gezin met vier kinderen. Haar vader was dominee en haar moeder huisvrouw. Haar opvoeding was streng en er was weinig plaats voor genegenheid. Na de HBS is mevrouw Hendriks gaan werken als administratief medewerkster op een advocatenkantoor. Ze stond er bekend als een consciëntieus medewerkster. Hier leerde ze ook haar man kennen. Zij trouwden binnen een jaar onder druk van de families omdat mevrouw Hendriks zwanger was. Uit het huwelijk werden drie kinderen geboren, twee dochters en een zoon. Het gezin heeft een aantal jaren in het buitenland gewoond vanwege het werk van meneer Hendriks. Hij was een dominante man en mevrouw Hendriks schikte zich naar zijn regels. Hij bestierde haar leven. Enige jaren na zijn pensionering overleed hij. De depressies van mevrouw manifesteerden zich na de dood van haar man. Eerst sluipend waarbij ze klaagde over slapeloosheid en moeheid. Ook uitte ze veel lichamelijke klachten zoals hoofdpijn, maagpijn en rugpijn. De huisarts weet de klachten aan het verdriet van mevrouw Hendriks. Nader onderzoek leverde niets op. Het viel de kinderen steeds meer op dat mevrouw Hendriks zichzelf verwaarloosde. Ze was altijd netjes op zichzelf en haar omgeving geweest. Nu liep ze het grootste gedeelte van de dag in een ochtendjas rond en ruimde het huis niet op. Ook at ze slecht en vergat ze regelmatig te koken. Ze kreeg paniekaanvallen en belde voortdurend naar haar huisarts en de oudste dochter. Deze dochter trok bij haar moeder in om voor haar te zorgen. De eerste opname volgde omdat deze dochter op een gegeven ogenblik niet meer voor haar moeder kon zorgen. Mevrouw Hendriks kwam tot niets meer en werd suïcidaal. Ze was 15 kilo afgevallen. In het psychiatrisch ziekenhuis knapte ze dankzij medicatie en gesprekken over haar overleden man (rouwverwerking) op. Na enige jaren behandeling bleek terugkeer naar huis niet mogelijk omdat mevrouw Hendriks hulpbehoevender werd en niet meer alleen wilde wonen en ze werd aangemeld voor een verzorgingshuis.

Huidige toestand

Medisch

Mevrouw Hendriks is nu 78 jaar. Zij heeft last van bloedarmoede en obstipatie. Ook is ze als gevolg van osteoporose (botontkalking) gevoelig voor botbreuken. Ze heeft vijf jaar geleden haar rechterheup gebroken. Na de operatie is zij met een rollator blijven lopen. Ze weegt nu 60 kilo.

Verblijf in het verzorgingshuis

Sinds drie maanden woont mevrouw Hendriks in een verzorgingshuis. De verzorgenden vinden het moeilijk om met haar om te gaan. Ze is nog steeds somber, eet en drinkt slecht en piekert veel. Ook heeft ze af en toe last van paniekaanvallen. Deze aanvallen vragen veel aandacht van de verzorgenden. Vanaf vier uur 's nachts belt ze om er zeker van te zijn dat ze hulp bij de zelfverzorging krijgt. Tijdens de verzorging moet de verzorgende haar continu aanwijzingen geven en complimenteren als het goed gaat; doet de verzorgende dit niet dan raakt mevrouw Hendriks in paniek en gaat ze trillen, zweten en hard om hulp roepen.

Stap I: informatie verzamelen

We hebben informatie nodig over de volgende punten:
* Wat vinden de verzorgenden moeilijk in de omgang?
* Hoe vaak heeft mevrouw paniekaanvallen en wat gaat er aan die paniekaanvallen vooraf?
* Hoe slaapt mevrouw?
* Hoeveel eet en drinkt mevrouw?

Om deze vragen te beantwoorden werden de volgende stappen ondernomen:
1 Ten aanzien van de paniekaanvallen
  De rapportage wordt uitgebreid met de volgende vragen:
  a Beschrijf de paniekaanval van mevrouw als je die meemaakt.
  b Wat ging er aan die paniekaanval vooraf?
  c Wat was je reactie op de paniekaanval en hoe reageerde mevrouw Hendriks op jouw reactie?
  d Schrijf op wanneer mevrouw zegt te piekeren.

2 Ten aanzien van het slapen
  De nachtdienst wordt verzocht extra op te letten op het slaappatroon van mevrouw.

3 Ten aanzien van het eten en drinken
  Er wordt een vocht- en voedingslijst bijgehouden voor mevrouw, tegelijkertijd wordt ze eenmaal per week gewogen.

4 Ten aanzien van de benadering van de paniekaanvallen
Er wordt informatie ingewonnen bij het psychiatrisch ziekenhuis over hoe men daar met de paniek omging.

Dit alles levert het volgende op.

Ad 1
Mevrouw had bijna elke ochtend een paniekaanval bij het wassen en aankleden. De aanleiding was bijna steeds het verslappen van de aandacht van de verzorgende die nadat het een tijdje goed ging mevrouw even zelf verder liet gaan met de uitvoering van de zelfverzorging, waarbij de verzorgende de kamer ging opruimen. Tijdens de paniekaanval ging mevrouw vaak op de grond zitten en huilde en schreeuwde om hulp. Ze was dan bijna niet te corrigeren.
Opvallend was dat de verzorgenden die haar op dat moment optilden, op een stoel zetten en haar een kledingstuk in de hand gaven, met een duidelijke instructie over hoe ze dit kledingstuk moest aantrekken, het meeste resultaat boekten.

Ad 2
De nachtdienst rapporteerde dat mevrouw een keer per twee nachten goed sliep. De tweede nacht was ze vanaf vier uur bezig met het vragen om hulp bij de zelfverzorging van de volgende ochtend.

Ad 3
De vocht- en voedingsbalans wezen uit dat mevrouw de laatste weken zeven kilo afgevallen was. Er waren (nog) geen tekenen van ondervoeding of uitdroging.

Ad 4
Het psychiatrisch ziekenhuis berichtte dat mevrouw in de nachten dat ze vroeg begon met hulp vragen een angstonderdrukkend medicijn (anxiolyticum) kreeg, om paniekaanvallen bij de verzorging te voorkomen. Verder had men daar met haar een contract afgesloten over de steun die ze zou krijgen bij de zelfverzorging. In dit contract was afgesproken dat mevrouw bij de hele zelfverzorging begeleid zou worden. Deze begeleiding bestond uit het geven van instructies over welke handelingen mevrouw moest verrichten bij het verzorgen van zichzelf.

Stap 2: het probleem formuleren

Als probleemvragen werden nu geformuleerd:
• Bij welk gedrag krijgt mevrouw een angstverminderend medicijn?
• Hoe reageren wij op de paniekaanvallen?
• Mevrouw heeft behoefte aan duidelijkheid en structuur, de verzorging vindt het moeilijk haar die te geven.

Stap 3: de doelstelling formuleren

Als doelen werden gesteld:
- De medicatie moet tot een duidelijke vermindering van paniekaanvallen leiden (dus minder dan een keer per twee nachten in paniek wakker worden).
- De verzorging instrueert mevrouw stap voor stap bij de zelfverzorging.
- De verzorgenden zijn in staat adequaat te reageren op de paniekaanvallen.

Stap 4/5: het brainstormen/de gekozen aanpak

Na enige tijd van brainstormen werden de volgende voorstellen aangenomen:
1 Mevrouw Hendriks krijgt een angstverminderend medicijn als ze voor zes uur wakker wordt en gaat vragen om hulp. Hierbij moet ze dan ook angstig zijn. Op advies van de arts kreeg ze het medicijn om 7.00 uur zodat de werking tijdens de verzorging het best was.
2 De contactverzorgende gaat samen met mevrouw een lijst maken van zelfverzorgingshandelingen die haar wel en handelingen die haar geen angst inboezemen. Samen met mevrouw wordt afgesproken welke handelingen ze zelf moet doen.
   Ook zal de contactverzorgende met haar doornemen dat ze bij elke paniekaanval op een stoel gezet wordt en opdracht krijgt om een kledingstuk aan te trekken.
   Tegelijkertijd wordt het aantal keren dat mevrouw het medicijn krijgt, geteld, evenals het aantal paniekaanvallen.
3 De in het psychiatrisch ziekenhuis gekozen aanpak bij paniekaanvallen wordt overgenomen, zoals afgesproken met mevrouw. Tegelijkertijd wordt het psychiatrisch ziekenhuis bereid gevonden een verpleegkundige af te vaardigen om de aanpak voor te doen.

Stap 6: de uitvoering van het plan

Tijdens de uitvoering blijkt het volgende:
Mevrouw reageert enthousiast op de voorstellen. Met name het medicijn tegen de angst had ze gemist in het verzorgingshuis.
Ook vindt zij de afspraken omtrent de zelfverzorging een verademing: ze weet weer waar ze aan toe is en wat ze moet doen. De aanpak bij de paniekaanvallen vult ze zelf aan. In het psychiatrisch ziekenhuis werd ze op een stoel gezet, maar sommige verzorgenden gaven haar wat te drinken en gingen dán pas weg. Mevrouw Hendriks vond dat het prettigst; ze werd dan sneller weer rustig.
De contactverzorgende neemt samen met de verpleegkundige van het psychiatrisch ziekenhuis de benadering bij paniekaanvallen nogmaals door en voert die samen met haar uit.

Stap 7: evaluatie

Na een tijdje blijkt dat mevrouw:

- door de medicatie beduidend minder paniekaanvallen heeft;
- als ze paniekaanvallen heeft snel weer rustig wordt als ze op de stoel gezet wordt en alleen gelaten wordt. Sommige verzorgenden hebben het drinken tijdens het weggaan vervangen door mevrouw koffie te beloven en die te geven als ze klaar is.

Angstig en dwangmatig gedrag bij ouderen

(Bij hoofdstuk 4)

Mevrouw Koning, eenentachtig jaar, durft al jarenlang niet alleen naar buiten. De angst om naar buiten te gaan beheerst haar leven. Ze gaat bijvoorbeeld nooit mee met uitstapjes. Ook vindt ze het vreselijk om naar de centrale ruimte in het verzorgingshuis te gaan om deel te nemen aan gezamenlijke activiteiten als koffiedrinken of feestavonden. Het liefst blijft mevrouw Koning op haar kamer. Alleen al de gedachte om haar kamer te verlaten, roept bij haar hevige angst op. Zij vreest dat haar dan iets ergs zal overkomen. Ze gaat dwangmatig haar handen wassen of haar kamer schoonmaken om haar angst te 'vergeten'. Haar angst gaat gepaard met misselijkheid, braken, zweten, trillen en rusteloosheid. Wie haar stimuleert om naar buiten te gaan wantrouwt ze, ze denkt al snel dat die eropuit is haar kamer na haar vertrek te bevuilen. Pogingen van de verzorgenden om haar gedachten om te buigen leveren niets op, de angstgevoelens nemen alleen maar toe. Men probeert mevrouw bijvoorbeeld gerust te stellen door te zeggen dat er niks ergs zal gebeuren als ze van haar kamer komt en dat ze door een verzorgende naar de centrale ruimte kan worden gebracht. Men probeert mevrouw ervan te overtuigen dat het leuk en goed voor haar is om eens onder de mensen te komen. Maar mevrouw verzet zich er hevig tegen om haar kamer te verlaten.

Het team realiseert zich dat hun aanpak en benaderingswijze niet effectief zijn. Deze situatie is vervelend, zowel voor het team als voor de individuele verzorgende en voor mevrouw Koning.

Praktische aanwijzingen

1 Stel vast hoe bang mevrouw Koning is. Probeer na te gaan door welke situaties de angst toeneemt en er dwangmatig gedrag ontstaat. Observeer en registreer nauwkeurig:
   a de situatie;
   b de kenmerken van de angst: kortademigheid, hartkloppingen, zweten, trillen of beven, duizeligheid, misselijkheid, flauwvallen, slapeloosheid, angst om dood te gaan, enzovoort;
   c het dwangmatige gedrag: tellen, handen wassen, kloppen op tafel.
2 Geef mevrouw de tijd voor dwanghandelingen als kleedjes rechttrekken en laat je niet afkeurend uit over haar gedrag. Wanneer je de dwanghandelingen probeert te stoppen, kan mevrouw in paniek raken.
3 Zorg voor een gestructureerde dagindeling, waarin ook tijd is opgenomen voor dwanghandelingen. Structuur geeft mevrouw duidelijkheid en veiligheid.
4 Stel in overleg met andere disciplines en mevrouw een stappenplan op om de angst om naar buiten te gaan te verminderen. Bijvoorbeeld:

Week 1
• maandag en dinsdag: met verzorgende elk dagdeel een paar stappen over de gang lopen;
• woensdag en donderdag: met verzorgende op de achtergrond elk dagdeel een paar stappen over de gang lopen;
• vrijdag: met verzorgende op de achtergrond elk dagdeel de gang op en neer lopen.

Bouw dit stappenplan langzaam uit.

Vragen

1 Welke informatie ga je verzamelen?
2 Welke problemen formuleer je hier?
3 Welke doelstellingen formuleer je voor/samen met mevrouw?
4 Bedenk methodes om samen met mevrouw de doelstellingen te bereiken.
5 Welke benaderingswijze kies je en waar let je op bij de uitvoering?

Hypochondrie bij ouderen

(Bij hoofdstuk 4)

Mevrouw Van Hoorn, achtenzeventig jaar, is ervan overtuigd aan een ernstige ziek-te te lijden. Medisch onderzoek heeft geen lichamelijke ziekte aangetoond. Toch heeft mevrouw voortdurend lichamelijke klachten, waarvoor zij aandacht opeist en verzoekt om een consult van de arts. Mevrouw voelt zich onbegrepen, niet serieus genomen en onheus bejegend wanneer niet op haar klachten of verzoeken tot con-sult wordt ingegaan.

Mevrouw klaagt voortdurend over maagpijn en misselijkheid. Zij zegt dan niet te kunnen eten. Haar eetpatroon is verstoord. Ze drinkt bijvoorbeeld 's ochtends veel zwarte koffie en ontbijt niet. Ontbijt is volgens mevrouw slecht voor haar maag en ze wordt er misselijk van, vooral als de dokter haar geen 'maagdrankje' voor-schrijft. Ook gebruikt ze geen melkproducten en weigert zij vitamine- en kalkta-bletten in te nemen, ondanks haar vitamine- en kalkgebrek. Hoewel het nut ervan haar al meerdere malen is uitgelegd, is zij ervan overtuigd dat de medicijnen haar nog zieker maken. Eerst moet ze maar eens goed onderzocht worden. Verder zegt mevrouw regelmatig last te hebben van flauwtes, maar die heeft ze altijd als er geen verzorgenden in de buurt zijn. Mevrouw drukt op de bel als ze is bijgekomen van haar flauwte, waarna de verzorgende haar aantreft op de grond of op bed. Mevrouw praat dan op fluistertoon en is nauwelijks te verstaan.

Mevrouw legt door haar gedrag een grote claim op de verzorgenden en eist dat deze elke moment van de dag voor haar klaarstaan. Het team besluit om naar een effectieve benaderingswijze te zoeken, die zowel voor mevrouw als voor het team bevredigend is.

Vragen

1   Welke informatie ga je verzamelen?
2   Welke problemen formuleer je hier?
3   Welke doelstellingen formuleer je voor/samen met mevrouw?
4   Bedenk methodes om samen met mevrouw de doelstellingen te bereiken.
5   Welke benaderingswijze kies je en waar let je op bij de uitvoering?

Achterdocht bij ouderen

(Bij hoofdstuk 5)

Meneer Koch wordt hevig tegenstribbelend opgenomen in een algemeen zieken-huis. Hier blijkt dat hij zijn heup gebroken heeft. Hij wordt onder algehele narcose geopereerd. Nadat hij uit de narcose ontwaakt is, is hij zeer achterdochtig. Hij is totaal vergeten hoe het komt dat hij zijn heup gebroken heeft. Na enig speuren wordt zijn vrouw gevonden, die hevig in paniek het ziekenhuis binnenkomt; ze miste haar man al een hele dag. Ze geeft aan dat hij de laatste weken steeds onte-vredener werd nadat zijn broer was overleden. Hij was af en toe in de war en werd steeds achterdochtiger.

In het ziekenhuis wil hij niet meer eten, het voedsel zou vergiftigd zijn. Hij pro-beert vaak uit bed te klimmen en wordt gefixeerd. Hij krijgt sondevoeding. Na twee weken wordt hij opgenomen in het psychiatrisch ziekenhuis. Daar stopt men de sondevoeding en brengt men hem in contact met andere ouderen. Hij wordt niet verplicht te eten. Langzamerhand gaat hij echter weer eten en sluit hij vriendschap met enige mannelijke medepatiënten. Hij krijgt medicatie aangeboden, maar wei-gert die pertinent. Hij kan goed opschieten met een verpleegkundige die veel op zijn zoon lijkt. Deze slaagt erin hem te overreden een gehoorapparaat te nemen. Daar kan meneer maar moeilijk aan wennen. Toch gaat hij er langzamerhand meer gebruik van maken. Zijn vrouw wordt aan staar geopereerd en tijdens haar opname neemt zijn achterdocht even toe, omdat ze niet op bezoek komt. Als hij haar daar-na weer ziet en zij enthousiast vertelt over de effecten van haar operatie, knapt hij zienderogen op.

Hij gaat akkoord met een echtpaarkamer in een verzorgingshuis. Na de verhuizing heeft hij enige tijd een terugval; hij is wat wantrouwend, maar zijn vrouw heeft genoeg invloed op hem om hem te corrigeren.

De verzorgenden hebben het nog moeilijk met meneer Koch: 's ochtends is hij moeilijk te motiveren om uit bed te komen en sommige verzorgenden vertrouwt hij niet, vooral iemand met donkere ogen bouwt niet snel een vertrouwensband met hem op. Opvallend is dat hij steeds in de weer is met zijn portemonnee als hij ver-zorgd wordt. Als je die portemonnee toevallig aanraakt, wil hij je nog wel eens afsnauwen.

Vragen

1 Welke informatie ga je verzamelen?
2 Welke problemen formuleer je hier?
3 Welke doelstellingen formuleer je voor/samen met mevrouw?
4 Bedenk methodes om samen met mevrouw de doelstellingen te bereiken.
5 Welke benaderingswijze kies je en waar let je op bij de uitvoering?

CASUS

4

Psychose en wanen bij ouderen

(Bij hoofdstuk 6 en 7)

Mevrouw De Vries is op haar zesentwintigste een keer drie maanden opgenomen geweest in een psychiatrisch ziekenhuis. Ze maakte toen een psychotische periode door, mogelijk als reactie op de dood van haar baby. Ze was achterdochtig en dacht dat iedereen het op haar voorzien had. Ze zag angstaanjagende figuren door de muren komen, die haar wilden grijpen en vermoorden. Er volgden een opname en behandeling met medicatie, waar mevrouw goed op reageerde. Mevrouw De Vries kreeg nazorg van de Riagg, deze werd na een jaar behandeling afgebouwd.

Meneer en mevrouw De Vries kregen drie kinderen. Mevrouw De Vries functioneerde goed en combineerde het moederschap met een parttime baan als verkoopster in een kledingzaak.

Inmiddels zijn de kinderen de deur uit, ze wonen op kamers en studeren. Mevrouw heeft het daar erg moeilijk mee, maar besluit de leegte die ze voelt op te vullen met activiteiten als volksdansen en sjoelen in clubverband.

Op haar vierenzestigste breekt mevrouw door een valpartij haar linkerheup, waarna opname in een algemeen ziekenhuis volgt. Ze wordt geopereerd en krijgt revalidatie in het verpleeghuis. Na ontslag uit het verpleeghuis krijgt de familie De Vries 's ochtends hulp van de wijkzorg.

Plotseling overlijdt meneer De Vries; zijn vrouw treft hem dood aan in bed. Er volgt een moeilijke periode. De wijkziekenverzorgende merkt na een aantal weken dat mevrouw 'vreemd' gedrag gaat vertonen. Zij treft haar steeds vaker in een donker huis aan, alle gordijnen zijn dan hermetisch gesloten en de deuren gebarricadeerd met meubels. Mevrouw zegt dat ze haar komen halen, maar wil niet dat ze binnen komen. De wijkziekenverzorgende ziet dat ze zich slechter verzorgt, vaak is het in huis een chaos. Overal staan verschoven meubels, vies serviesgoed en mevrouw ziet er verwilderd uit. Naar buiten gaat ze al helemaal niet meer, want daar zijn 'zij' die haar komen halen en haar willen vermoorden. Volgens mevrouw wordt ze dag en nacht in de gaten gehouden. Ze vertelt dit op fluistertoon, zodat 'zij' haar niet kunnen horen.

De wijkziekenverzorgende weet niet hoe ze met deze situatie om moet gaan, zeker nu mevrouw De Vries ook achterdochtig op háár reageert. Mevrouw denkt dat zij met 'hen' samenspant en toont minder vertrouwen in haar. Mevrouw De Vries houdt haar goed in de gaten, want stel je voor dat ze vergif in haar eten gooit of de deur stiekem opendoet om 'hen' binnen te laten.

Vragen

1 Welke gevoelens roept deze situatie bij jou op?
2 Hoe zou jij in deze situatie reageren op het gedrag van mevrouw De Vries?
3 Welke benaderingswijze vind jij in deze situatie het meest passend? Maak gebruik van het stappenplan.

Schizofrenie bij ouderen

(Bij hoofdstuk 8)

Mevrouw Van der Laan werd in Vlaardingen geboren en door haar ouders beschermd opgevoed. Ze was het vierde kind, de andere drie waren overleden na miskramen. Ze bleef enigst kind en groeide zonder noemenswaardige problemen op. Ze was een rustig meisje dat graag met haar vriendinnen speelde. Ze hield van de natuur, van tekenen en schreef veel in haar dagboek. Ze werd altijd goed in de gaten gehouden door haar moeder. Die bracht haar tot haar dertiende naar school en bleef haar ook daarna waarschuwen voor mogelijke gevaren, ongevallen en ziekten. Zelfs 's zomers mocht het kind niet zonder maillot naar buiten, uit angst van haar moeder voor ziekten. Rond haar zestiende veranderde haar gedrag, ze trok zich meer en meer terug op haar kamer, met de gordijnen gesloten. Het viel haar ouders op dat ze zich slechter verzorgde. Ze liep dagenlang in dezelfde kleding rond. Ze wilde bepaalde producten niet meer eten, die zouden slecht voor haar zijn. Haar gedrag werd na verloop van tijd steeds vreemder. Ze prevelde gebeden en spreuken, vroeg voortdurend om vergiffenis, weigerde van haar kamer te komen en at uitsluitend brood met pindakaas.

Ze begon te gillen als haar ouders haar kamer wilden betreden. Opname in een psychiatrisch ziekenhuis volgde toen ze zichzelf op een nacht in brand probeerde te steken, schreeuwend dat ze boete moest doen om de hele wereld te redden.

Hierna volgden periodes waarin ze wisselend functioneerde. Ze slaagde er niet in haar middelbare schoolopleiding af te maken. Ze werkte korte tijd op een kantoor, waar ze een duidelijk en overzichtelijk takenpakket kreeg. Ze kon de druk van het op tijd opstaan en het gevoel te moeten presteren echter niet aan. Ze zocht haar toevlucht in hasj, wat ertoe leidde dat ze psychotisch werd. De psychosen waren heftig en angstaanjagend. Ze had voortdurend het gevoel boete te moeten doen. Ze verbleef jarenlang in een psychiatrisch ziekenhuis, waar ze omschreven werd als een stille teruggetrokken vrouw die alleen contacten met anderen had als ze iets nodig had. Ze zat altijd apart van de anderen, met haar handen in de schoot gevouwen. Bij goed weer zat ze buiten op een bankje en hoorde men haar zachtjes praten in zichzelf. Aan uitstapjes of gezamenlijke maaltijden nam ze niet deel. Ze wilde vooral met rust gelaten worden. Ze deed haar deel van de huishoudelijke werkzaamheden en verzorgde de kat en de kanarie van de afdeling met veel liefde en toewijding. Toen men haar voorstelde dit samen met een andere patiënt te doen, raakte ze in paniek. Ze verzorgde zichzelf met begeleiding van de verpleging. Die zag erop toe dat ze drie keer per week onder de douche ging en schone kleding aantrok. Na veertig jaar in het psychiatrisch ziekenhuis gewoond te hebben zijn haar psychosen nu op de achtergrond geraakt. Ze wordt veel minder vaak psychotisch en áls ze psychotisch is duren die korter en zijn ze minder heftig. Het laatste anderhalf jaar is mevrouw niet meer psychotisch geweest. Ze wordt ook wat toegankelijker en gaat onder begeleiding of met een medepatiënte boodschappen doen. Dit was voor de verpleging reden om samen met haar te streven naar een plaats in een verzorgingshuis met begeleiding vanuit het psychiatrisch ziekenhuis. Mevrouw went er verrassend snel. Vooral de eigen kamer waarin ze zich kan terugtrekken bevalt haar, ze trekt zich er geregeld terug. Zo woont ze ongeveer drie jaar tot haar grote tevredenheid in het verzorgingshuis. Met enkele verzorgenden kan ze goed opschieten. De laatste maanden echter gaat het minder met haar. Ze zit een groot deel van de dag in haar stoel met de ogen dicht en geeft maar moeizaam antwoord als de verzorgenden haar iets vragen. 's Nachts slaapt ze weinig, maar blijft wel in bed liggen. Na een tijd valt het de verzorgenden op dat mevrouw zich al vier dagen niet gewassen heeft. Ook blijkt uit de rapportage dat ze nu 's nachts in haar stoel zit. De verzorgenden geven aan dat ze zich nu moet gaan wassen, en dat ze anders door twee verzorgenden onder de douche wordt gezet. Mevrouw reageert met angst en paniek, maar gaat wel onder de douche. Ze raakt ook in paniek als er iemand haar kamer binnenkomt. Dan roept ze steeds: 'Ik wil niet'.

Vragen

1 Welke informatie ga je verzamelen?
2 Welke problemen formuleer je hier?
3 Welke doelstellingen formuleer je voor/samen met mevrouw?
4 Bedenk methodes om samen met mevrouw de doelstellingen te bereiken.
5 Welke benaderingswijze kies je en waar let je op bij de uitvoering?

Suïcide bij ouderen (1)

(Bij hoofdstuk 10)

Meneer Jonker is vroeger advocaat geweest en was tot na zijn pensionering actief in dit beroep. Tot hij op zijn achtenzestigste een hersenbloeding kreeg. Altijd was hij bezig geweest, hetzij met zijn werk, hetzij met dingen als golfen, zijn kleinkinderen, vakanties en fietsen met zijn vrouw. Nu kon hij ineens niets meer. Hij veranderde in een stille, sombere man. Voor hem hoefde het allemaal niet meer. Hij werd vol liefde door zijn vrouw verzorgd, maar zij kon dit op een gegeven ogenblik niet meer opbrengen. Meneer en mevrouw besloten – op advies van de kinderen en de huisarts – zich aan te melden voor een verzorgingshuis. Mevrouw ging er in lichamelijke conditie ook op achteruit, ze had botontkalking. Inmiddels woont het echtpaar drie jaar in het verzorgingshuis.

Meneer Jonker zegt al jaren tegen familie en verzorgenden dat hij het leven niet meer ziet zitten. Toen hij kwam wonen in het verzorgingshuis zei hij dit voor het eerst. Hij voelde zich oud, krakkemikkig en had er moeite mee afhankelijk te zijn van de verzorgenden en van hulpmiddelen. Hij kan lopen met behulp van een rollator en heeft hulp nodig bij het wassen en aankleden. Door de hersenbloeding, waarna hij lichte verlammingsverschijnselen aan zijn rechterarm en -been heeft, kan hij deze handelingen niet meer zelfstandig verrichten.

Hij vraagt de verzorgenden regelmatig of ze hem geen spuitje of pilletje willen geven, voor hem hoeft het allemaal niet meer. Hij zegt graag dood te willen en begrijpt niet dat niemand hem wil helpen. Dagelijks doet hij een indringend beroep op de verzorgenden om zijn wens te vervullen.

Vragen

1 Welke gevoelens roept deze situatie bij jou op?
2 Hoe zou jij omgaan met de doodswens van meneer Jonker?
3 Welke benaderingswijze vind jij in deze situatie het meest passend? Maak gebruik van het stappenplan.

7

Suïcide bij ouderen (2)

(Bij hoofdstuk 10)

Bij meneer Jongeneel, drieënzestig jaar, wordt longkanker geconstateerd en maanden van bestraling volgen. Zijn stembanden raken hierdoor beschadigd, waardoor hij alleen nog maar op fluistertoon kan spreken. Hij voelt zich vaak moe en beroerd, maar heeft het er allemaal voor over. Na enkele maanden blijkt dat de ziekte zich, ondanks de bestraling, heeft uitgebreid. Meneer is intens verdrietig en teleurgesteld en voelt zich langzaam maar zeker in een diepe put zinken. Zijn echtgenote merkt dat hij stil en somber wordt, hij eet slecht en heeft geen hoop meer voor de toekomst. Hij piekert en weet niet hoe het verder moet. Hij zegt regelmatig tegen zijn echtgenote dat zijn toekomst een zwart gat is. De wijkziekenverzorgende die meneer Jongeneel elke ochtend helpt met wassen en aankleden, merkt dat hij geen zin heeft om op te staan. Zij krijgt hem met veel moeite uit bed. Op een dag laat hij zich ontvallen dat hij een eind aan zijn leven wil maken. Hij denkt erover om voor een trein te springen.

Vragen

1 Welke gevoelens roept deze situatie bij jou op?
2 Hoe zou jij reageren op de uitspraak van meneer Jongeneel dat hij een eind aan zijn leven wil maken?
3 Welke benaderingswijze vind jij het meest passend in deze situatie?

8

Manie bij ouderen

(Bij hoofdstuk 11)

Meneer Wonderman heeft in zijn leven al meerdere keren een manische periode doorgemaakt. Deze werden afgewisseld met depressies en periodes waarin meneer in staat was normaal en zelfstandig te functioneren. Opname in een psychiatrisch ziekenhuis was nooit nodig, tot twee jaar geleden. Meneer Wonderman werd toen op zijn drieënzeventigste in manische en seksueel ontremde toestand opgenomen. Waar hij ook kwam viel hij vrouwen lastig met seksueel getinte opmerkingen en hij greep elke gelegenheid aan om hen aan te raken. Hij vertelde vol trots nog een 'echte man' te zijn. De wijkziekenverzorgende kneep hij als grap in haar billen. Aan slapen kwam hij niet toe en hij strooide met zijn geld. Hij kocht een orgel, gaf vrouwen cadeaus en ging dagelijks uit eten. Hij zei schatrijk te zijn en er stroomde bovendien blauw bloed door zijn aderen. Hij was van adellijke afkomst en directe familie van de koningin, maar dat mocht eigenlijk niemand weten. Op aandringen van zijn zoon liet hij zich opnemen in een psychiatrisch ziekenhuis op een ouderenafdeling, waar hij baat had bij een behandeling met medicatie en een gestructureerd programma. Hij knapte op en na een opname van vier maanden volgde ontslag. Hij bleek in staat om zelfstandig te functioneren en kreeg dagelijks hulp om zijn huis op orde te houden. Hij kon zich zelfstandig verzorgen, maar had hulp nodig bij het aantrekken van zijn steunkousen. Hiervoor komt de wijkziekenverzorgende langs.

Op een gegeven ogenblik merkt zij dat meneer slechter gaat slapen. Volgens hemzelf komt het van de warmte, en hij zegt zich erg kwiek en gezond te voelen. Hij praat druk, er is geen speld tussen te krijgen. Hij nodigt de wijkziekenverzorgende uit voor een gezellig weekendje in een 4-sterrenhotel: even samen er tussenuit. Hij overlaadt haar met complimentjes: ze is zo knap, leuk, lief en sexy. De wijkziekenverzorgende voelt zich erg ongemakkelijk in deze situatie. Ze vindt het gedrag van meneer vervelend, maar durft er niet zo goed iets van te zeggen. Ze wil hem niet voor het hoofd stoten; het is immers best een aardige man.

Vragen

1 Welke gevoelens roept deze situatie bij jou op?
2 Hoe zou jij in deze situatie reageren op het gedrag van meneer?
3 Welke benaderingswijze vind jij in deze situatie het meest passend? Maak gebruik van het stappenplan.

Aandachtvragend gedrag bij ouderen

(Bij hoofdstuk 12)

Mevrouw Wissink is vijfentachtig jaar en sinds drie jaar weduwe. Ze is zestig jaar getrouwd als haar man plotseling overlijdt. De eerste maanden na het overlijden lijkt ze het verlies goed te verwerken. Later begint ze zich wat eenzaam en depressief te voelen. Ook heeft ze meer hulp nodig bij het verzorgen van zichzelf en haar omgeving. In overleg met haar huisarts besluit ze een plaats in een verzorgingshuis aan te vragen. Nadat ze in het verzorgingshuis komt wonen, knapt mevrouw eerst zienderogen op, ze geniet van alle aandacht en de activiteiten die er aangeboden worden. Na enige maanden wordt ze echter weer stiller en trekt ze zich meer terug op haar kamer. Ze piekert veel, met name over de tijd dat haar man veel dronk en zij hem steeds moest opvangen. Ze praat hier veel over met de verzorging en tijdens die gesprekken barst ze vaak in huilen uit. Ondanks deze gesprekken gaat het slechter met haar, ze slaapt slechter en wacht de nachtdienst op omdat ze zo graag over haar problemen wil praten. Ook overdag heeft ze verzorgenden met wie ze graag praat; ze probeert hen in haar kamer te houden door koffie aan te bieden. De verzorgenden voelen zich ongemakkelijk in deze situatie. In eerste instantie wilden ze helpen door met mevrouw te praten, nu merken ze echter dat mevrouw steeds hetzelfde verhaal vertelt en dit steeds wat aandikt. Ook krijgt mevrouw steeds vaker een astma-aanval tegen het einde van het gesprek. In het team ontstaat onenigheid; sommige verzorgenden willen haar helpen door met haar te praten, anderen zeggen: praten helpt haar niet verder, ze probeert onze aandacht te trekken. De huisarts wordt geraadpleegd en deze schrijft medicatie tegen de astma voor.
Omdat de meningen in het team ver uit elkaar liggen, wordt besloten de situatie ter sprake te brengen op een teamvergadering om te komen tot een gerichte benadering.

Vragen

1 Welke informatie ga je verzamelen?
2 Welke problemen formuleer je hier?

3 Welke doelstellingen formuleer je voor/samen met mevrouw?
4 Bedenk methodes om samen met mevrouw de doelstellingen te bereiken.
5 Welke benaderingswijze kies je en waar let je op bij de uitvoering?

10 Klaaggedrag bij ouderen

(Bij hoofdstuk 12)

Mevrouw Rozema ventileert haar klachten de hele dag door. Ze beklaagt zich over de hygiëne in het verzorgingshuis, over het eten, de bejegening door de verzorgenden en over haar lichamelijke kwalen en ziekten die haar belemmeren in haar dagelijks functioneren. Op een dag is mevrouw enkele kledingstukken kwijt. Zij beklaagt zich hierover bij de verzorgenden: door hun nalatigheid raakt zij haar kleding kwijt. Zij is ook niet tevreden over het tijdstip waarop ze 's ochtends geholpen wordt. Ze is altijd als laatste aan de beurt, dit weet ze zeker, want ze heeft het de afgelopen week goed in de gaten gehouden. Bovendien heeft de verzorging minder tijd voor haar dan voor de anderen, terwijl zij het door haar ziekte juist hard nodig heeft. Gelegenheid om te reageren geeft ze de verzorgenden niet, want ze is een waterval aan woorden. De koffie smaakt naar afwaswater, het eten is niet gaar, het brood is oud en er is nooit voldoende beleg. Soms gaat mevrouw een middag uit met haar dochter, maar ze heeft het dan nooit gezellig. De ene keer heeft ze last van haar benen, dan regent het, altijd zit er wel iets tegen. Toch is ze altijd present bij activiteiten als handwerken en bingo, al zegt ze dat ze er niks aan vindt en er het plezier niet van in te zien.

Vragen

1 Welke gevoelens roept deze situatie bij je op?
2 Hoe zou jij reageren op het klaaggedrag van mevrouw Rozema?
3 Welke benaderingswijze vind jij het meest passend in deze situatie? Maak gebruik van het stappenplan.

11

Agressie bij ouderen

(Bij hoofdstuk 13)

Meneer Van der Does is zeventig jaar. Gedurende zijn leven was hij meubelmaker. Hij is in het somatisch verpleeghuis opgenomen na een zwaar verkeersongeluk, waarbij hij zwaar hersenletsel opliep. Na de revalidatieperiode in het somatisch verpleeghuis blijkt dat meneer nog steeds zeer vergeetachtig is en zijn zelfverzorging niet kan uitvoeren. Ook is hij ontremd. Vooral ten aanzien van vrouwen kan meneer zich niet inhouden. Opvallend is dat meneer erg dwangmatig omgaat met zijn persoonlijke spullen, alles moet op een vaste plek staan en als je er aan wil komen, begint hij te dreigen. Omdat zijn vrouw hem niet meer aankan, wordt besloten hem over te plaatsen naar het psychogeriatrisch verpleeghuis. Hier wordt hij opgenomen op de begeleidingsafdeling. Men stelt er zich het volgende ten doel:
•   meneer went weer aan een vast dag- en nachtritme;
•   zijn agressie en ontremming moeten middels medicatie en voorzichtige training worden afgeremd;
•   meneer wordt getraind in zijn bezigheid overdag;
•   de uitvoering van de ADL moet worden verbeterd.

Huidige situatie

Meneer is na zes weken verblijf goed gewend op de afdeling. Wel krijgt hij een eenpersoonskamer, omdat hij in de grote kamer opstaat en iedereen de huid volscheldt die snurkt. Hij is erg strikt in zijn dag- en nachtritme. Hij wil nooit voor elf uur naar bed (wat geen problemen oplevert). Ook wil hij stipt om twaalf uur eten, hetgeen wel een probleem is; het eten komt immers pas om 12.15 uur. Momenteel zijn de agressie en ontremming middels medicatie grotendeels teruggedrongen en worden er pogingen ondernomen om meneer zelfstandiger te maken met betrekking tot de ADL. Dit stuit op grote problemen. Na veel training slaagt hij erin zichzelf aan te kleden. Men laat de wekker aflopen en legt kleding voor hem klaar. Het wassen vormt een probleem; meneer gaat met zeer veel moeite naar de wastafel en wast zich daar met de Franse slag. Onder de douche gaat hij in eerste instantie vrijwillig, maar als hij even de kans krijgt dan betast hij de borsten van de verzorgende die hem wil wassen. Verschillende verzorgenden willen hem niet meer wassen en dreigen hem te slaan als hij nog een keer aan hen zit. Ook het uitkleden 's avonds gaat moeilijk. Als hij de kans krijgt glipt hij naar de vrouwenslaapkamers, met alle gevolgen van dien.

Vragen

1 Welke informatie ga je verzamelen?
2 Welke problemen formuleer je hier?
3 Welke doelstellingen formuleer je voor meneer en voor het team?
4 Bedenk methodes om het ongewenste gedrag als team tegemoet te treden.
5 Welke benaderingswijze kies je en waar let je op bij de uitvoering?

12

Depressief gedrag bij ouderen

(Bij hoofdstuk 14)

Mevrouw Glimmen is vijfentachtig jaar. Ze is haar hele leven al aan het tobben, vooral haar lichaam heeft bijna dagelijks haar aandacht. Voor elk pijntje gaat ze naar de huisarts. Zij en haar man hebben drie kinderen, die vaak voor hun moeder moeten zorgen als ze weer in bed blijft. Haar man slaagt er altijd in haar na enige dagen weer uit bed te krijgen, maar na zijn dood is dat voorbij. Mevrouw blijft in bed liggen, wil er niet meer uit en eist dat de dokter komt. Deze onderzoekt haar, vindt niets en adviseert haar met klem uit bed te komen. Mevrouw ligt echter steeds vroeger en steeds langer in bed, de huisarts moet steeds meer ondernemen om haar uit bed te krijgen. Mevrouw weigert te gaan praten met iemand van de Riagg om, zoals de huisarts aangeeft: 'te ontdekken dat verdriet ook lichamelijke pijn kan veroorzaken'. Absurd vindt ze zoiets, ze is gewoon ziek en moet onderzocht worden. De huisarts laat haar gedwongen opnemen, omdat ze zich niet meer verzorgt en bij hulp van de thuiszorg zeer veel verzet pleegt.

In het psychiatrisch ziekenhuis wordt mevrouw behandeld met medicatie en haar depressieve gedrag verdwijnt: ze komt weer uit bed en gaat zichzelf weer verzorgen. De verpleging negeert haar klachten. Na zes maanden gaat mevrouw terug naar huis. De thuiszorg wordt ingeschakeld. Die zal mevrouw helpen met opstaan, wassen en aankleden en zal het huis schoonmaken. Ook krijgt mevrouw de maaltijden van 'tafeltje-dek-je'.

De hulpverleners van de thuiszorg vinden het in eerste instantie leuk om mevrouw te verzorgen; ze is meegaand en geniet van de hulp die ze krijgt. Langzamerhand verandert dit echter. Mevrouw heeft steeds meer op- en aanmerkingen. Een aantal keren is met 'tafeltje-dek-je' afgesproken om het dieet aan mevrouws wensen aan te passen. Mevrouw beweert echter steeds dat het veranderde dieet haar darmkrampen bezorgt. Ook heeft ze steeds meer opmerkingen over het schoonmaken van het huis. Volgens haar wordt er niet goed gestoft en krijgt ze er astma van. Mevrouw begint af en toe te klagen over pijn in haar rug. Als de verzorgende dan aanbiedt haar rug in te smeren of er een warme kruik tegenaan te leggen, antwoordt mevrouw steeds: 'Ach kind, dat helpt niks. Wat wil je eigenlijk? Ik heb veel meer ervaring in het bestrijden van rugpijn dan jij'. De verzorgenden trachten haar af te leiden door haar activiteiten aan te bieden, maar mevrouw legt dan zuchtend uit dat het onnozel is om iemand met zoveel pijn nog iets te willen laten doen.

Vragen

1 Welke informatie ga je verzamelen?
2 Welke problemen formuleer je hier?
3 Welke doelstellingen formuleer je voor mevrouw en voor het team?
4 Bedenk methodes om het ongewenste gedrag als team tegemoet te treden, om mevrouw minder te laten discussiëren met de verzorgenden.
5 Welke benaderingswijze kies je en waar let je op bij de uitvoering?

L

Literatuur

Amelsvoort, F. van, T. van de Plank & W. Dekkers, 'Iets doen met wat je opvalt', in: *Senior* 6, (1997), pp. 12-16.

Arets, J.R.M. & J.P. Vaessen e.a., *Met zorg verplegen*. Leiden 1984.

Cadwick, P., M. Birchwood & P. Trower, *Cognitive therapy for delusions, voices and paranoia*. New York, Brisbane, Toronto, Singapore 1996.

Cohen Stuart, M.H., *Psychiatrie*. Leiden 1974.

Conwell Y., 'Management of suicidal behaviour in the elderly', in: *The Psychiatric Clinics of North America* 3, Vol. 3, september 1997, pp. 667-683.

Hamer, T., 'Zou ze echt niet een ernstige ziekte hebben? Psychiatrie in het verpleeghuis', in: *Denkbeeld*, februari 1996, pp. 16-19.

Hazelhof, T. & T. Verdonschot, *Begeleiden van ouderen met problemen*. De Tijdstroom, Utrecht 1997.

Jong, M. de, 'Een makkelijk aanspreekpunt voor probleemgevallen. Sociaal-psychiatrisch verpleegkundig consult in huis', in: *Tijdschrift voor Verpleegkunde* 10, oktober 1997.

Pinkston, E.L. & N.L. Linsk, *Gedragsproblemen bij ouderen. Sociaal leren met ouderen in hun verzorgingsomgeving*. Nijmegen 1987.

Townsend M.C., *Verpleegkundige diagnostiek in de psychiatrie*. LEMMA, Utrecht 1990.

Stevens, P.J.M., F. Bordui & J.A.G. Weyde, *Verpleegkundige zorg*. Deel twee. Leiden 1992.

Vink, M. & F. Gilson, 'Probleemgedrag bij oudere mensen. Herkenning, begrip en omgang', in: *Denkbeeld*, februari 1996, pp. 12-15.

Wit, R. de, 'Suïcide. Protocol moet zelfdoding terugdringen', in: *Psy, Tijdschrift voor de gehele Geestelijke Gezondheidszorg*, jrg. 1, 17-04-1997.

R

Register

Printed in the United States
By Bookmasters